中国中医研究院广安门医院 编

第二辑

现代著名老中医名著重刊丛书

# 韦文贵
# 眼科临床经验选

人民卫生出版社

**图书在版编目（CIP）数据**

韦文贵眼科临床经验选/中国中医研究院广安门医院编.
—北京：人民卫生出版社，2006.1
（现代著名老中医名著重刊丛书 第二辑）
ISBN 978-7-117-07206-9

Ⅰ.韦… Ⅱ.中… Ⅲ.①眼病-中医学临床-经验-中国-现代②眼病-验方-汇编-中国-现代 Ⅳ.①R276.7②R289.5

中国版本图书馆 CIP 数据核字（2005）第 128716 号



现代著名老中医名著重刊丛书

第二辑

**韦文贵眼科临床经验选**

编　　者：中国中医研究院广安门医院
出版发行：人民卫生出版社（中继线 010-59780011）
地　　址：北京市朝阳区潘家园南里 19 号
邮　　编：100021
E - mail：pmph @ pmph.com
购书热线：010-59787592 010-59787584 010-65264830
印　　刷：北京盛通数码印刷有限公司
经　　销：新华书店
开　　本：850×1168 1/32 印张：8.375 字数：176 千字
版　　次：2006 年 1 月第 1 版 2025 年 11 月第 1 版第 12 次印刷
标准书号：ISBN 978-7-117-07206-9
定　　价：16.00 元

# 出版说明

自20世纪60年代开始，我社先后组织出版了一批著名老中医经验整理著作，包括医论医话等。半个世纪过去了，这批著作对我国近代中医学术的发展产生了积极的推动作用，整理出版著名老中医经验的重大意义正在日益彰显，这些著名老中医在我国近代中医发展史上占有重要地位。他们当中的代表如秦伯未、施今墨、蒲辅周等著名医家，既熟通旧学，又勤修新知；既提倡继承传统中医，又不排斥西医诊疗技术的应用，在中医学发展过程中起到了承前启后的作用。这批著作均成于他们的垂暮之年，有的甚至撰写于病榻之前，无论是亲自撰述，还是口传身授，或是其弟子整理，都集中反映了他们毕生所学和临床经验之精华，诸位名老中医不吝秘术、广求传播，所秉承的正是力求为民除瘼的一片赤诚之心。诸位先贤治学严谨，厚积薄发，所述医案，辨证明晰，治必效验，不仅具有很强的临床实用性，其中也不乏具有创造性的建树；医话著作则娓娓道来，深入浅出，是学习中医的难得佳作，为近世不可多得的传世之作。

由于原版书出版的时间已久，已很难见到，部分著作甚至已成为学习中医者的收藏珍品，为促进中医临床和中医学术水平的提高，我社决定将一批名医名著编为

《现代著名老中医名著重刊丛书》分批出版，以飨读者。

**第一辑收录13种名著：**

《中医临证备要》　　　　《施今墨临床经验集》
《蒲辅周医案》　　　　　《蒲辅周医疗经验》
《岳美中论医集》　　　　《岳美中医案集》
《郭士魁临床经验选集——杂病证治》
《钱伯煊妇科医案》　　　《朱小南妇科经验选》
《赵心波儿科临床经验选编》《赵锡武医疗经验》
《朱仁康临床经验集——皮肤外科》
《张赞臣临床经验选编》

**第二辑收录14种名著：**

《中医入门》　　　　　　《章太炎医论》
《冉雪峰医案》　　　　　《菊人医话》
《赵炳南临床经验集》　　《刘奉五妇科经验》
《关幼波临床经验选》　　《女科证治》
《从病例谈辨证论治》　　《读古医书随笔》
《金寿山医论选集》　　　《刘寿山正骨经验》
《韦文贵眼科临床经验选》
《陆瘦燕针灸论著医案选》

这批名著原于20世纪60年代前后至80年代初在我社出版，自发行以来一直受到读者的广泛欢迎，其中多数品种的发行量都达到了数十万册，在中医界产生了很大的影响，对提高中医临床水平和中医事业的发展起到了极大的推动作用。

为使读者能够原汁原味地阅读名老中医原著，我们在重刊时采取尽可能保持原书原貌的原则，主要修改了原著中疏漏的少量印制错误，规范了文字用法和体例层次，在版式上则按照现在读者的阅读习惯予以编排。此外，为不影响原书内容的准确性，避免因换算造成的人为错误，部分旧制的药名、病名、医学术语、计量单位、现已淘汰的检测项目与方法等均未改动，保留了原貌。对于犀角、虎骨等现已禁止使用的药品，本次重刊也未予改动，希冀读者在临证时使用相应的代用品。

人民卫生出版社

2005 年 10 月

# 前　言





韦文贵老医生年近八旬，杭州人氏，自幼随父学医，从事中医眼科工作已60余年。韦老继承祖传“金针拨白内障手术”曾使很多白内障患者，重见光明。韦老诊治眼科常见病、多发病以及某些疑难眼病，有丰富的临床经验，他对角膜病和视神经萎缩更有独特见解，临床疗效显著。为了继承和发扬祖国医学遗产，认真做好老中医经验的整理工作，使之更好地为实现四个现代化服务，我院组织力量，整理编写《韦文贵眼科临床经验选》一书。

本书所载仅系韦老近20余年的部分验案。全书内容分两部分：第一部分是韦老对18种眼病（87例）的治疗经验；第二部分重点介绍经验方和常用方。

本书是在韦老的指导下，由我院眼科全体同志共同搜集资料，韦玉英医生主要执笔，高健生、沈德础等医生参加整理编写而成。因限于水平，时间仓促，错误之处在所难免，敬请读者批评指正。

中医研究院广安门医院

1978年11月

# 目　录

# 第一部分 眼科临证经验

## 急性卡他性结膜炎

本病为细菌性感染所引起的一种急性流行性结膜炎症。临床表现以结膜明显充血及黏液或黏液脓性分泌物多为其特征。多发于春夏两季，托儿所、小学校等集体单位，每因疏忽预防工作，使感染广为传播。

祖国医学认为本病属于“天行赤眼”和“暴风客热”等证的范畴。因其发病急剧，传播迅速，流行广泛，故俗称“暴发火眼”。中医文献很早就有本病的记载，如元·危亦林所著《世医得效方·天行赤目》条下说:“目忽赤肿，晨昏痛涩，长幼相似，此天行时疾”。明·傅仁宇所著《审视瑶函·天行赤热症》中说:“此症目赤痛，或睥肿头重，怕日羞明，泪涕交流等病，一家之内，一里之中，往往老幼相传……天时流行，热邪感染”，“若感染轻而本源清，邪不胜正者，七日自愈”，“七日不愈，而有二七者，乃再传也，二七不退者，必其触犯及本虚之故，须防变生他症矣”。清·刘耀先所著《眼科金镜·天行赤眼症》中记载:“天行赤眼者，谓天地流行毒气，能传染于人，一人害眼，传染一家，有虚实轻重不同，其病状赤肿热泪，痛涩难睁，虽肿痛不忍，终不伤黑睛瞳人也”。综合以上文献，对本病的症状、病因、病程以及预后等都作了概括的描述。

验案（2例）

〔病例一〕 张某 女 7岁 门诊号：12304。初诊日期：1958年9月6日。

代诉：双眼红痛，眵多黏结，不能睁眼已1天。

病史：两天前开始双眼异物感、灼热感，昨天双眼红痛、羞明、眵多泪少、晨起眵多干结而不能睁眼、大便偏干。3天前和邻居红眼病患儿有接触史。

检查：双眼睑中度红肿、球结膜高度充血、角膜附有黏液脓性分泌物，失去正常光泽，用棉棍擦净后显现清亮。

脉象：弦细而滑数。

舌象：舌质红，舌苔微黄。

诊断：双眼天行赤眼。

辨证：脾肺实热复感时气邪毒，上犯目窍。

治则：泻火解毒，疏风清热。

方药：①退红良方加减：生大黄10克 炒栀子6克 白菊花6克 密蒙花10克 连翘10克 草决明10克 水煎服，3剂。

②西黄散1瓶，点双眼一日3次，点后闭眼5分钟。

服药3剂，睑球结膜充血消失，自觉症状消退，停止服药。西黄散点完为止，巩固疗效。

〔病例二〕 陈某 男 10岁 门诊号：79607。

初诊日期：1964年8月22日。

主诉：双眼红痛、分泌物多、怕光、流泪已7天。

病史：10天来双眼白睛红赤，痛涩难睁，灼热羞明，眵多而黏稠，晨起封住双眼，眼泪不多，大便燥结，有时带血，小便黄少。

检查：双眼视力右1.0，近视力耶格表1；左0.8，近视力耶格表1。

双眼睑中度红肿，球结膜高度充血，色鲜红，伴有水肿，角膜因分泌物黏附欠清亮，荧光素染色阴性。

脉象：弦数。

舌象：舌质红，舌苔黄腻。

诊断：双眼天行赤眼。

辨证：脾有实热，肺火炽盛，复感时气邪毒，上攻目窍。

治则：泻火解毒，清热疏风。

方药：大承气汤合退红良方加减：生大黄12克　炒枳壳6克　元明粉6克　生地15克　草决明10克　黄芩5克　炒栀子10克　连翘6克　荆芥5克　生甘草3克　水煎服。

二诊8月29日：服药5剂后，羞明涩痛减轻，眵泪减少，大便畅、小便清。

检查：双眼视力右1.0，近视力耶格表1，左0.9，近视力耶格表1。

双眼睑红肿基本已消，球结膜轻度充血，角膜清亮。脉弦细而数。舌质稍红，苔微黄。腑气已行，风热未尽。治以疏风清热为主。

方药：荆芥5克　蝉蜕3克　防风5克　苏叶3克　木瓜3克　黄芩6克　桔梗6克　连翘6克　草决明10克　水煎服。

三诊9月7日：服药7剂，双眼自觉症状已全部消失，晨起有少许眼眵，其他正常。

检查：双眼视力1.0，近视力耶格表1。双眼睑、球结膜充血已消。脉细而微数。舌质淡红，苔薄白。病症已愈，为防后患，继清余热。治宜祛风清热。

方药：甘菊花6克　黄芩3克　荆芥3克　炒栀子10克　连翘5克　草决明10克　3剂。

〔**按语**〕上述病例，根据韦老的经验，都是脾肺实热，感受时气邪毒，内外合邪，上攻目窍，因其眵多泪少，故为“天行赤眼”。虽然上述病例体质有强弱，邪毒有轻重，病程有长短的不同，但在治疗上根据急则治标的原则，重点是泻火解毒通腑为主，疏风清热为辅。病例一，已7岁，虽邪气盛，但正气足，治疗及时，在退红良方加减中，生大黄量重达10克，服药3剂，并点西黄散眼药而愈。例二年龄10岁，邪毒较重，邪胜于正，故迁延已10天，用大承气汤合退红良方加减化裁，方中生大黄量重达12克，复加元明粉6克，以助泻火通腑之力，而达釜底抽薪之目的。腑气通畅，热毒大减，改用疏风清热之法，以肃余邪。

对于急性炎症的病人，韦老常用生大黄，这是“上病下治”在眼科临床的运用。



此外，对眼部刺激症状重的病人，经常用三棱针耳后静脉放血3~5滴，这对减轻症状，缩短疗程有一定的作用。因耳后是足少阳胆经所走行的部位，胆经“起于目锐眦，上抵头角，下耳后”。放血目的是通经活络，消炎止痛。

## 巩　膜　炎

本病多发生在巩膜前部，局部巩膜充血，眼球疼痛和局部压痛明显，伴有紫红色结节隆起，临床特点是反复发作，病程可迁延数月，甚至数年之久。

祖国医学称本病为“火疳”。明代王肯堂在《证治准绳·火疳症》中说：“火疳症……在气轮为害尤急，盖火之实……补起如椒疮榴子一颗，小而圆或带横长而圆，如小赤豆，次后渐大，痛者多，不痛者少。”对本病之病因、症状作了详细的记载。

验案（3例）

〔病例一〕 李某 女 54岁 门诊号：0500。

初诊日期：1956年3月2日。

主诉：右眼剧痛，伴有头痛1月余。

病史：1个多月前，右眼红肿剧痛，伴有右偏侧头痛，即去北京某医院治疗，诊为“上巩膜炎”。因头眼剧痛难忍，曾注射吗啡止痛。近1个月来，每小时服1次止痛片。

检查：右眼视力0.2，近视力未查。

右眼球结膜颞侧深层充血，且有3毫米×3毫米大紫色扁平圆形巩膜结节隆起，触痛剧烈。角膜无光泽，外侧角膜周边有灰白色浸润，水肿。

脉象：弦数。

舌象：色绛，苔净。

诊断：右眼火疳。

辨证：心肺热毒郁结，久而化火，滞结为疳，从内而发，上攻目窍，兼感风邪外侵。

治则：祛风止痛，清热解毒，滋阴平肝。

方药：①银花6克 玄参10克 熟地25克 夏枯草6克 防风 荆芥 蝉衣 木瓜 薄荷各5克 瓜蒌仁12克 7剂，水煎服。

②西黄散1瓶，点患眼一日3次。

二诊：1956年3月16日。药后头眼剧痛已消，充血明显减轻，近日大便干燥。

检查：右眼外侧球结膜轻度充血，巩膜结节已消失，角膜水肿和周边部浸润均消失。脉弦。舌质较红，苔薄少津。证属余热未尽，津液亏损。治宜滋阴平肝，养血活血为主，辅以通腑导热。

方药:①熟地25克　白蒺藜、草决明、谷精草各10克　滁菊　桑叶各5克　当归10克　川芎5克　夜明砂12克(包煎)　怀山药10克　生锦纹6克　7剂,水煎服。

②西黄散1瓶，继续点眼，点完为止。

末诊：1956年3月26日。服药7剂，诸症全消，自觉无明显不适。

检查：右眼球结膜充血已消，眼球压痛亦消失，角膜清亮。脉平舌淡红。

停止治疗。嘱10日内忌食辛辣等刺激性食物，巩固疗效，防止复发。自后未再复发。

〔病例二〕　黄某　男　37岁　门诊号：3250。

初诊日期：1958年3月25日。

主诉：左眼红痛已1月多。

病史:左眼6年前曾患巩膜炎,经北京某医院治疗好转,自后先后2次复发,今年2月第四次复发至今未愈。

现畏光、流泪、眼痛比前3次为重，伴有左侧偏头痛。涩痛难睁。

检查：右眼视力$1.0^{-2}$，左眼视力0.6，近视力均未查。左眼混合充血显著，羞明、流泪等刺激症状重。角膜缘11~12点处有灰白色舌状浸润，周围角膜呈雾状混浊，表面无光泽。

脉象：弦数。

舌象：舌质色绛稍黯，苔微黄而薄腻。

诊断：左眼火疳。

辨证：肝肺郁热，肺络瘀滞，复感风邪。

治则：清肝泻火。破瘀导滞为主，祛风滋阴明目为辅。

方药：①红肿痛方加减：柴胡6克　黄芩6克　薄荷5克　赤芍6克　川芎9克　夏枯草6克　生锦纹12克　枳壳9克　木贼草9克　白菊9克　蝉蜕9克　生地15克　7剂，水煎服。

②西黄散1瓶，点患眼，一日3次，点后闭眼5分钟。

二诊：1958年4月1日。左颞侧头痛及眼痛已减轻，其他同前。

检查：左眼睫状充血稍减，其他同前。脉弦数。舌红且黯，苔薄白。证属郁热尚盛，瘀滞未解。治宜祛风清热，滋阴活血，退翳明目。

方药：①红肿翳障经验方，服7剂。

②西黄散继续点眼。

三诊：1958年4月9日。左眼疼痛稍减，其他同前，改用祛风清热，活血破瘀为治。

方药：①连翘9克　密蒙花9克　白芷9克　石决明15克（先煎）　生地12克　当归尾9克　赤芍9克　白菊花9克　5剂，水煎服。

②西黄散继用。

四诊：1958年4月14日。本月11日左眼剧痛发作1次，不能睁眼，伴有偏侧头痛。脉弦细而数，舌质稍红、苔薄腻。证属久病伤阴，阴虚火旺，复感风邪，故偏侧头眼痛。治宜滋阴清热，祛风止痛。

方药：偏正头痛方加减：防风5克　荆芥5克　木瓜3克　蝉蜕3克　羌活6克　玄参15克　熟地25克　焦栀子10克　白菊5克　石决明15克　14剂，水煎服。

五诊：1958年5月3日。服药后视力进步，眼痛已消，偏左侧尚有轻度头痛。脉弦细，舌质淡红、苔薄白。证属风热未尽，改为平肝清热，祛风明目法治疗。

方药：石决明25克　黄芩6克　连翘6克　青葙子10克　蝉蜕3克　荆芥穗6克　密蒙花10克　苏叶2克　14剂，水煎服。

末诊：1958年6月12日。上方服14剂后，偏头痛已消。原方去青葙子、苏叶，加决明子15克继服14剂。现左眼已恢复正常，头痛、眼痛消失，全身无不适感。

检查：右眼视力1.0，近视力耶格表1；左眼视力1.2，近视力耶格表1。

左眼睫状充血已全部消退，结节已消，无压痛，角膜11～12点处可见少许瓷白色陈旧混浊。停止治疗。

〔病例三〕　赵某　女　14岁　门诊号：63317。

初诊日期：1963年9月26日。

主诉：右眼红肿、畏光，伴有流泪已1周。

病史：右眼1961年前开始患巩膜炎，2年来经常复发，每次间隔时间最长半年，最短一至二个月，犯病时眼红，畏光，头眼疼痛，眉眶亦痛。这次急性发作已1周，症状同前，疼痛比历次发作均重，曾在北京某医院治疗，因对链霉素、阿托品等药过敏而转本院治疗。

检查：右眼视力$0.6^{+4}$，近视力耶格表3；左眼视力1.5，近视力耶格表1，右眼睑中度红肿，痉挛，球结膜混合充血，睫状区压痛明显，整个角膜水肿，角膜周边部有灰白色环状浸润，角膜后壁有沉着物，虹膜纹理不清，前房浮游小体（$^{\#}$），房水闪光阳性，瞳孔药物性散大。

脉象：细数。

舌象：色较红，苔薄白。

诊断：右眼火疳；右眼瞳神缩小症。

辨证：肝肺郁热，复感风邪。

治则：平肝清热，祛风止痛。

方药：①防风5克 荆芥6克 苏叶5克 木瓜5克 黄芩5克 连翘9克 草决明9克 焦栀子9克 桑白皮9克 石决明15克（先煎）7剂，水煎服。

②西黄散1瓶，点患眼1日3次，每次量半粒芝麻大。点后闭眼5分钟。

二诊：1963年10月4日。症状同前，脉象弦数，舌质稍黯。证属热毒重而瘀滞甚，法拟泻火解毒，活血破瘀，祛风止痒。

方药：方用大承气汤合桃红四物汤化裁加减：生锦纹9克 元明粉6克 生枳壳5克 桃仁2克 红花1克 赤芍9克 当归尾9克 生甘草2克 白菊花5克 密蒙花5克 9剂，水煎服。

三诊：1963年10月9日。自觉诸症悉减，大便通畅。

检查：右眼视力0.7[+1]，近视力耶格表1；左眼视力1.5，近视力耶格表1，右眼球结膜混合充血已减轻，角膜水肿已不明显，角膜后渗出已吸收。虹膜纹理已清晰。脉弦细而数。舌质淡红，苔薄白。证属热毒已减，风热未尽。治宜祛风清热，清肝明目。

方药：①桑白皮汤加减：桑白皮9克 桔梗6克 连翘6克 草决明9克 龙胆草6克 白菊花5克 荆芥穗5克 生地12克 7剂，水煎服。

②西黄散1瓶，点眼1日3次。

四诊：1963年10月19日。右侧头眼痛已减轻，仍有畏光，流泪，纳差，溲赤，大便稍干。

检查：右眼视力 0.8$^{+4}$；近视力耶格表 2。右眼巩膜 12～5 点处红肿明显减轻，5～10 点深层暗红色充血仍明显。角膜水肿已消。脉细数，舌质正，苔净。证属肺热未尽，瘀滞未解，改用清热泻火，凉血散瘀为主，佐以祛风止痛。

方药：①广角粉 2 克（另包分冲） 白芍 9 克 生地 12 克 丹皮 6 克 荆芥 6 克 黄芩 5 克 白菊花 6 克 苍术 6 克 六一散 9 克（包煎）。水煎服，2 剂后去广角粉，续服 7 剂。

②西黄散 1 瓶，点眼 1 日 3 次。

五诊：1963 年 11 月 2 日。眼痛基本消失，腑气通畅，睡眠尚可，纳佳，口干神烦。

检查：右眼混合性充血明显减轻，但巩膜 5～10 点局限性紫黯色充血未消，有压痛。脉细而稍数，舌微红，少苔而干。证属患病日久，正气已衰，热盛伤阴，虚火上越。治宜祛风清热，养阴生津。

方药：生地 20 克 连翘 6 克 草决明 10 克 黄芩 5 克 龙胆草 6 克 荆芥 5 克 防风 5 克 木瓜 3 克 14 剂，水煎服。

银耳，每日 3 克，温水浸泡，文火炖烂，放适量冰糖。连服 2 周。

六诊：1963 年 11 月 16 日。右眼痛止，无自觉症状，二便调，纳可，本月 3 日月经初潮，一天即净，无腹痛。

检查：右眼 5～10 点局限性紫红色充血已减轻变淡，无压痛。脉细稍数，舌淡赤，苔薄。证属郁火未尽，故白睛黯红未消。治宜清热泻火，平肝祛风。

方药：①白菊花 6 克 荆芥 3 克 焦栀子 10 克

桑白皮10克　黄芩5克　10剂，水煎服。

②继续按前法服银耳。

末诊：1963年11月30日。右眼自觉正常，纳佳，二便调。

检查：右眼视力$1.0^{+2}$，近视力耶格表1；左眼视力1.5，近视力耶格表1。右眼充血全部消退，角膜清亮，瞳孔正圆，对光反应灵活。脉象细而稍数，舌质色淡红，苔薄白。

方药：原方继服五天，巩固疗效。自后未再复诊。

**〔按语〕**“火疳”一证，主要是肺、肝、心三经火邪，挟风、瘀滞为患，轻者为心肺火郁而滞结；重者是肝肺实火上蒸，络脉瘀滞而成，本病好发于阴虚火旺者。

韦老把本病概括为“热”、“火”、“瘀”、“风”，其中以“热”、“火”为主，热与火性质相似，只是程度上的差异，心肺热郁化火；肝肺热邪也可伤阴化火；六淫外邪亦能入里化火。热久必瘀，脉络瘀阻，故可致白睛紫黯，睛珠疼痛。阴虚火旺者易召风邪，同时外风又可引动内热，治以清热泻火（或平肝泻火），活血化瘀为主，辅以祛风止痛。对热伤阴津者，需适加滋阴生津之品。

选方用药方面，病情较轻者常用“洗心散”（《审视瑶函》方）加减；病情重者，选用“红肿痛方”或“大承气汤”加减；波及黑睛者，用“红肿翳障方”加减。韦老强调，通泻峻剂不可久用，以免损伤正气，孕妇忌用，年老体弱慎用。白睛紫黯、睛珠疼痛，都是络脉瘀阻之象。“不通则痛”，只有活血破瘀，使血流通畅，才能达到止痛目的。常用方剂是“桃红四物汤”

加减。血瘀生风，热盛也可生风，根据“治风先治血，血行风自灭”的理论，常以祛风止痛、活血破瘀二法结合应用，适加滋阴之品，在临床上取得很好的止痛效果，代表方剂为“偏正头痛方”加减。如小溲色赤，大便干燥，证属心肺郁火，热移下焦，选用泻肺汤合导赤散化裁加减。热病伤阴，阴虚火动，白睛赤痛，则用滋阴清肺或养血清肝之法，方用养阴清肺汤加减。久病本虚，病之后期宜标本兼顾，扶正祛邪。

## 麻痹性斜视

本病为一条或数条眼肌完全或不完全麻痹所引起的眼位偏斜，临床表现为眼球运动受限而呈斜视，患者有复视、眩晕、恶心或步态不稳等症状。

祖国医学文献描述的“目偏视”、“神珠将反”、“视一为二”等证与本病近似，如隋·《诸病源候论·目偏视》中说：“目是五脏六腑之精华，人腑脏虚而风邪入于目……睛不正则偏视。”《证治准绳·神珠将反》中说：“谓目珠不正，人虽要转而目不能转，乃风热攻脑，筋络被其牵缩紧急，吊偏珠子，是以不能运转。”《审视瑶函·视一为二症》中则记载：“此症谓目视一物而为二也，乃光华耗衰，偏隔败坏矣。”

根据中医五轮学说，睑胞在脏属脾，脾主肌肉，睑胞与眼肌同属于肌肉组织，睑胞开合及眼球运动与脾气之盛衰有密切关系。气血充足则眼球运动自如，若脾虚气弱，中气不足，脉络空虚，气血不荣，目系弛缓，约束失灵；或因气虚，痰湿风邪、乘虚而侵，脉络失调，筋脉挛拘；或为急性热病后惊风、天吊等后遗症。亦有因跌仆外伤，引起经络受损者。故临床上必须审证求因，分辨虚实，方能取得满意效果。

验案（2例）

〔病例一〕 吴某 女 28岁 门诊号：62813。

初诊日期：1963年9月13日。

主诉：左眼复视已1月。

病史：1月多前先有头痛，上月15日因事生气，第二天突然出现复视，伴有头眩耳鸣，3天后发现左眼内斜，不能外展，经当地医院诊治不见效而来北京治疗。

检查：右眼视力0.9，近视力耶格表1；左眼视力1.0，近视力耶格表1。

左眼外展，外上、外下运动均受限制，眼球稍往外展即可出现复视。

右眼上下左右运动自如。

双眼底视神经乳头色泽正常，动静脉比例正常，黄斑中心窝反射可见，周边部未发现异常。

血压90/55毫米汞柱。

脉象：弦数。

舌象：舌质淡红，苔微黄稍腻。

诊断：左目偏视；视一为二症。

辨证：肝郁气滞，脉络受阻，风邪乘虚而侵，故筋脉挛急而致目偏视及视一为二。

治则：平肝清热，熄风解痉。

方药：①补肝散加减：车前子9克（包煎） 细辛2克 茯苓12克 防风5克 玄参9克 黄芩5克 羌活6克 党参12克 石决明24克 钩藤5克 五味子9克 僵蚕6克 白附子2克 水煎服，每日1剂。

②磁朱丸：每日6克，捣碎，温开水送服。

末诊：1963 年 10 月 28 日。

上药已服 27 剂，1 尺以内复视已消失，偶尔往外斜看可出现复视，近日失眠，血压偏低。

检查：右眼视力 1.0，近视力表 1；左眼视力 1.2，近视力表 1。

左眼球位置已正常，上下左右转动自如。

双眼底正常。

脉象沉细，舌质淡，苔白。

药后筋脉挛急已解，故目偏视基本消失。惟病久气虚，脾胃不足，目系弛缓，约束失灵，以致难收全功。拟益气升阳，宁心安神之法固本培元，以善其后。

方药：补中益气汤加减：炙黄芪 15 克　炒白术 10 克　陈皮 6 克　升麻 6 克　柴胡 6 克　党参 10 克　炙甘草 10 克　丹参 10 克　炒枣仁 15 克　夜交藤 24 克　五味子 6 克　14 剂，水煎服。带回原地服药，巩固疗效。

〔病例二〕　赵某　男　11 岁　门诊号：0669。

初诊日期：1957 年 5 月 13 日。

主诉：右眼内斜，伴有复视已两周多。

病史：3 周前曾患感冒，发烧，愈后右眼内斜，眼球运动不灵，伴有复视，眩晕，恶心，有时偏头痛，晨起痰多。

检查：右眼内斜，眼球外展受限制，向上、向下、向内运动自如。左眼正常。

双眼底正常。

脉象：浮细而数稍滑。

舌象：舌质色稍红，苔微腻。

诊断：右眼目偏视；视一为二症。

辨证：外感风邪，内有痰湿，风痰阻络，筋脉挛急所致。

治则：祛风化痰，舒经活络。

方药：正容汤加减：防风5克　羌活5克　秦艽5克　白附子3克　白僵蚕10克　半夏6克　木瓜6克　胆南星3克　甘草3克　黄松节6克　钩藤6克　全蝎6克　7剂，水煎服。

二诊：1957年5月20日。

患儿复视减轻，眼球较前灵活，眩晕恶心明显减轻，头痛已消，偶尔有痰。

检查：右眼尚有轻度内斜，往外看超过正中线仍出现复视，眼球外展仍受轻度限制，欠灵活。

仍按前法，原方7剂。

末诊：1957年5月27日。

上述症状均已消失，眼球活动自如，近日懒言少动，精神欠佳。

检查：右眼已正位，无内斜，眼球上下左右活动自如，右眼底正常。

辨证：风痰邪气已消，脾胃虚弱，故懒言少动。

治则：补中益气升阳。

方药：补中益气汤加味：柴胡5克　升麻1克　当归身6克　白术6克　炙甘草3克　炙黄芪6克　党参10克　陈皮2克　7剂，水煎服。

药后一切正常，停止治疗。

〔**按语**〕本病的病因病机除前所述外，韦老认为和肝郁气滞有关。肝气不舒，络脉受阻，气血不荣，风邪易袭，以致目斜不正。

根据同病异治原则，上两例麻痹性斜视，因年龄和病因不同而治疗各异。例一发病于暴怒后，用平肝清热熄风之法，辅以益气祛风解痉，服药27剂后，眼位已正，运动自如，复视基本消失。惟血压偏低，病久正虚，中气不足，故改为益气升阳之法，方用补中益气汤加味，因患者失眠，故加炒枣仁、夜交藤宁心安神，服药14剂而告愈。例二发于感冒发烧后，儿童筋脉脆嫩，易被风邪所侵。内有痰湿，外感风邪，风痰阻络，筋脉挛急而为“目偏视”和“视一为二”。方用正容汤祛风化痰，舒经活络，另加钩藤、全蝎以助平肝熄风解痉之力。服药14剂而明显好转，因病后正衰，复以补中益气汤7剂以扶其正。韦老认为磁朱丸不但有镇肝明目之功，而且能治复视，但磁石为质重难化之品，例二为儿童，脏腑娇嫩而未用。所以在治疗上因人制宜很重要。

## 真菌性角膜溃疡并前房积脓

由真菌感染引起的角膜溃疡叫真菌性角膜溃疡。其临床表现与祖国医学“凝脂翳”相似。因溃疡未能及时控制并发前房积液者，故中医又称“黄膜上冲”。明代徐春甫《古今医统·黄膜上冲》说:“此证初患赤涩泪出，渐而白睛下边黄膜，冲上乌睛，遮蔽瞳人，皆因肝风胃热所致”。明代王肯堂《证治准绳·黄膜上冲》亦说:“在风轮下际坎位间神膏之内，有翳生而色黄，如年少人指甲内际白岩相似，与凝脂翳同一气脉，但凝脂翳在轮外生、点药可去者，此则在膏内热蒸起，点药所不能除，若漫及瞳神，其珠必损，不可误认为涌波可缓者之证，此是经络阻塞极甚，三焦关格火土邪之盛实者，故大便秘、小便涩，而热蒸从膏内作脓溃起之祸也，失治者，目有糫凸之患”。日本人俊笃士雅所著的

《眼科锦囊·膜障》说：“盖翳与膜者，其因同而其证异也，其所以异者，翳者有形无体，譬如烟雾，其形可见而不可捉也。膜者有形有体，犹绵絮之可见又可捉也……从下攀上，其色带黄色者，为黄膜上充。”上述中外医家对此证认识，从病因、证候、治则等方面阐述甚详。

验案（1例）

〔**病例**〕杜某　男　45岁　门诊号：242735。

初诊日期：1974年6月25日。

父代诉：左眼角膜外伤羞明，疼痛已1个月。

病史：患儿左眼黑睛1个月前被钉子划伤，曾在本市某医院治疗，经细菌培养，确诊为真菌性角膜炎。对症治疗一直到现在，因病情未能控制，故来本院就治。现刺激症状重、睁不开眼。大便干结、尿黄少。

检查：左眼睑痉挛，刺激症状明显，睫状充血显著，角膜水肿，角膜正中有溃疡，瞳孔区偏下方有圆形淡黄色深层脓肿，前房积脓，积脓液面约占前房四分之一，整个前房混浊不清，瞳孔和晶体看不清。

脉象：弦数。

舌象：舌质红，舌苔微黄。

诊断：左眼凝脂翳；左眼黄膜上冲。

辨证：黑睛破损，毒邪乘隙而侵，肝胆实热化火，内外合邪，上灼风轮，黄膜上冲。

治则：祛风清热，滋阴活血，退翳明目。

方药：红肿翳障方（成人剂量的二分之一）7剂。

二诊：1974年7月2日。服药后症状显著减轻，大便正常，脉细稍数，舌质微红，苔薄白。

检查：角膜水肿减轻，眼能睁开，角膜后壁有棕灰色渗出，前房较前清亮，瞳孔已能看到，呈药物性散大。角膜溃疡范围已缩小，脓肿部位局限，未再扩展，仍守前法。原方加银花10克，以助清热解毒之力。7剂。

三诊：1974年7月16日。角膜溃疡已愈合，萤光素染色阴性，原方加川楝子3克、木贼草6克、秦皮3克。水煎服，3剂。

末诊：1974年7月20日。视力明显进步，左眼视力0.3，左眼球结膜混合充血已消，角膜脓肿已消失，三分之二瞳孔被浓厚白斑遮盖，角膜外下象限有陈旧灰白色混浊。萤光素染色阴性，改用退翳明目法治疗。

方药：生地6克　白菊花5克　木贼草6克　谷精草10克　蝉衣3克　白蒺藜10克　青葙子10克　白薇3克　决明子10克　14剂。

〔**按语**〕“凝脂翳”并发“黄膜上冲”，病情严重。对于本病的治疗，韦老认为：风火热毒盛者当急用釜底抽薪之法，“泻火解毒汤”或“眼珠灌脓方”可随证选用。因为“风为百病之长”“火为热毒之源”，风火热盛用清热解毒之法如扬汤止沸，所谓舆薪既燃，非杯水所能熄，惟有釜底抽薪，才能火灭风熄。对风火热毒较轻者，以“红肿翳障方”为主，即可收到满意的效果。本例患儿因其风火热势不重，故用红肿翳障方，祛风清热、退翳明目，收效迅速。

此外在随证选药方面，如眵多泪少者，宜选加银花、连翘、蒲公英、紫花地丁、大青叶、野菊花等以清热解毒；泪多眵少者，可选加防风、荆芥、细辛、羌活、薄荷、藁本、蔓荆子、蝉衣、菊花等祛风止泪；便秘火盛者，重用大黄，配以元明粉以泻火解毒；眼部疼痛者加蔓荆子祛风散热而止痛。

## 匐行性角膜溃疡

本病是一种常见的急性化脓性角膜溃疡，又因前房每有积脓现象，故又名前房积脓性角膜溃疡。临床表现初起即感前额剧痛，目痛羞明，沙涩难睁，强行睁眼则泪出如汤，眵多黏稠，有异物感、刺痛感或烧灼感，球结膜混合性充血，甚至伴有水肿。角膜先出现灰白色或黄白色浓密浸润点，如未能及时控制，则逐渐形成黄白色溃疡，并常向中央方向匐行进展，故名"匐行性角膜溃疡"。

在祖国医学里，本病属于"银星独见"或"凝脂翳"的范畴。并发前房积脓者称"黄液上冲"，溃疡穿孔虹膜脱出者称"蟹睛"。《证治准绳·凝脂翳》对本病有详细的记载："此证为病最急，起非一端，盲瞽者十有七八，在风轮上有点，初起如星，色白中有𪃫，如针刺伤，后渐长大变为黄色，𪃫亦渐大为窟者，有初起如星，色白无𪃫，后渐大而变，色黄始变出𪃫者；有初起便带鹅黄色，或有𪃫或无𪃫，后渐渐变大者，或初起便成一片如障，大而厚，色白而嫩，或色淡黄，或有𪃫或无𪃫而变者，或有障又于障内变出一块如黄脂者；或先痕𪃫，后变出凝脂一片者，所变不一，祸则一端……。但见起时肥浮脆嫩，能大而色黄，善变而速长者即此症也。初起时微小，次后渐大，甚则为窟为漏，为蟹睛"。详细描述了本病的变化过程，本病多由风热毒邪上攻于目而引起，治宜疏风清热，泻火解毒。

验案（2例）

〔**病例一**〕 华某 男 51岁 门诊号：625332。

初诊日期：1958年2月21日。

主诉：右眼充血、磨痛、畏光、流泪已57天。

病史：右眼57天来红痛，畏光、流泪并有长期失眠，曾在河南医学院及北京某医院门诊治疗，诊断为“进行性匍行性角膜溃疡”，因溃疡未能控制，转中医治疗。

检查：右眼视力0.2，近视力耶格表5。球结膜混合充血，角膜鼻侧溃疡，且有脂状附着物。

脉象：弦数。

舌象：色红，苔微黄。

诊断：右眼凝脂翳。

辨证：肝肺积热，复感风热毒邪，上乘目窍，而致黑睛凝脂一片。

治则：祛风清热为主，平肝退翳为辅。

方药：①红肿翳障方加减：石决明20克　焦白术6克　生地10克　赤石脂10克　生甘草3克　赤芍6克　密蒙花10克　白芷6克　夏枯草6克　川芎6克　黄芩6克　连翘6克　六一散10克（包煎）　水煎服。7剂。

②西黄散1瓶　点眼1日3次。

二诊2月28日：服上方和点眼药后，眼已能睁开，头眼已不痛，惟汗出多梦，失眠如前。证属风热已解，肝热尚盛，久郁化火，上灼心阴，扰及神明。治宜平肝泻火，养心安神，退翳明目。

方药：①炒枣仁25克　珍珠母25克　浮小麦30克　柏子仁15克　夜交藤15克　夏枯草10克　密蒙花10克　白菊花6克　蝉衣3克　白芷6克　甘草3克　黄芩5克　水煎服　7剂。

②知柏地黄丸90克，每日10克。

三诊3月4日：自述右眼症状基本消失，右偏侧头部有轻微疼痛。

检查：右眼视力0.3，近视力耶格表1。脉象弦细而数，舌象色红，苔薄白。治以平肝祛风，退翳明目为主，辅以滋阴益气。

方药：①生地25克　石决明25克　密蒙花10克　川芎6克　党参10克　连翘10克　白芷6克　知母10克　防风5克　白菊花10克　蔓荆子10克　羌活6克　水煎服，17剂。

②知柏地黄丸，每日10克。

末诊：3月23日，睡眠好转，一切正常，明日回河南工作。

检查：右眼视力0.3，近视力耶格表1，右眼角膜遗有浓厚白斑。以原方去党参、白芷、知母、防风、白菊花、蔓荆子加柏子仁、炙远志、夜交藤、青葙子、炒栀子各6克　7剂。水煎服，隔日1剂，服完为止。给西黄散3瓶点眼。患者有屈光不正，因急于回去，未给矫正。

1967年5月，患者因公出差来京复查，右眼视力0.5，矫正视力1.5，近视力耶格表1。一直工作，未再复发。

〔**病例二**〕　时某　女　47岁　门诊号：2049。

初诊日期：1957年12月31日。

主诉：右眼红痛、流泪、异物感已4天。

病史：4天前打扫卫生，垃圾掉入眼内，用手揉擦后即发红，次日黑珠长白点，现右侧偏头痛、畏光、流泪、磨痛、大便干结、口干喜饮。

检查：右眼视力0.1。右眼睫状高度充血。角膜近瞳孔区12点处有约5毫米×7毫米大的圆形溃疡，色黄白，表面污秽，边高中凹。

脉象：浮数。

舌象：舌质红、苔薄白。

诊断：右眼凝脂翳。

辨证：异物入睛黑睛破损，毒邪乘隙而侵，肝肺积热，风邪热毒相搏，上攻目窍。

治则：先宜泻火通腑，继则祛风清热，退翳明目。

方药：①泻火解毒方：生大黄12克　生枳壳6克　元明粉10克　水煎服1剂。

②防风5克　羌活6克　连翘10克　黄芩5克　菊花5克　密蒙花10克　龙胆草6克　蝉衣3克　水煎服　2剂。

③西黄散1瓶　点患眼1日3次。

二诊1958年1月13日：服药后，自觉症状已消，因事未及时复诊。

检查：右眼视力0.3，右眼睫状充血已消，角膜溃疡已平坦、愈合。留下3毫米×5毫米之斑翳。脉象弦细，舌象稍红。风热已消，黑睛留有翳障，改用退翳明目为主，疏风平肝为辅。

方药：白蒺藜10克　青葙子　蔓荆子各10克　谷精草15克　夜明砂15克（包煎）　石决明25克　山药10克　川芎5克　白菊花6克　蝉衣10克　水煎服，7剂。

末诊1月27日。自觉视力进步，睡眠饮食尚可，二便正常。

检查：右眼视力0.4，角膜近瞳孔区12点处留有斑翳，患者因服药不便，要求点药退翳。

方药：西黄散2瓶，点眼1日3次，以求退翳明目，提高视力。

〔**按语**〕以上2例均系“凝脂翳”验案，通过这两例的诊治过程，基本反映了韦老对于本病的治疗特点，现归纳如下：

1. 发病急速，病程短，病势急的病例，多属“实证”，根据“实者泻之”的原则，常用“泻火解毒”之法，使热毒邪气下泄，方以“泻火解毒汤”为主。若热毒内攻化火，上灼风轮，神水混浊，化而成脓，并发“黄膜上冲”者，急用“眼珠灌脓方”。因本方药性峻猛，只能中病即止，不可久服，以免损伤脾气，年老体弱及孕妇更宜慎用或禁用。

2. 发病已久，病程较长，病情严重的病例，多为虚实夹杂，应根据患者的具体情况，祛邪扶正，攻补兼施，以祛邪不伤正，扶正不留邪，方以“红肿翳障方”为主，适当加减。

3. 关于赤石脂和石决明的临床运用，韦老治疗“凝脂翳”，常在方中加石决明，赤石脂。他认为赤石脂能促进角膜溃疡的愈合，石决明能消除翳障，二药合用既能使角膜溃疡愈合加快，又能减少角膜瘢痕，从而达到治愈溃疡又减少视力障碍的目的。据文献记载：赤石脂性味甘涩温，《别录》云：“主养心气明目益精”；《本草汇言》：“渗停水、去湿气、敛疮口”。石决明性味咸寒，《别录》：“主目障翳痛、青盲”；《本草经疏》：“咸寒入血除热，所以能主诸目疾也”。韦老将收敛明目的赤石脂与退翳明目的石决明相伍配用治疗重症凝脂翳，收到满意疗效。其用量是石决明25克，赤石脂10

克。石决明质重难化，应包煎或煎后过滤去渣，以防止粉末入胃引起脾虚便溏。脾弱患者，常加神曲、白术以防止便溏之弊。

4. 局部用，早期以西黄散点眼，以清热镇痛，退赤消肿，退翳明目。后期用荸荠退翳散或朱砂拨云散以退翳明目。将上述眼药粉（半粒芝麻大）加适量眼膏调匀，点内眦部，闭眼5~10分钟即可。

此外，在本病治疗过程中，韦老常嘱咐病人要注意节制房事，因房劳过度，精血两亏，邪气方盛正气已衰，有黑睛破溃，穿孔之危。同时要避免急躁和暴怒，急和怒都能伤肝动火，目为肝窍，肝火上逆，犹如火上浇油，能加重病情，对病机转化不利。

## 树枝状角膜溃疡

本病为单纯疱疹病毒引起的角膜溃疡。常发生于上呼吸道感染、麻疹、肺炎等全身热病后，故又名热病性角膜疱疹。少数病例并可先有角膜外伤史。病程缓慢，时轻时重，时愈时发，可拖延数月，有的甚至持续数年。

本病属于祖国医学“聚星障”、“花翳白陷”等范畴。临床眼部症状是羞明多泪，磨擦和疼痛感，黑睛白翳如秤星、碎米、鱼鳞，渐渐浮阔，状如花瓣树枝。常伴有头痛鼻塞等证。明代徐春甫所著《古今医统·目门》说：“花翳白陷，此症初患头痛，肿涩，泪出难开，眼中白翳如碎米，或如鱼鳞陷凹。”明代傅仁宇《审视瑶函·花翳白陷》中说：“初小后大，其细条如翳或细颗如星，四散而生，后终长大，牵连混合而害目”。同书对“聚星障”的描述是：“此症黑睛上有细颗，或白或微黄色，但微黄者急而变重，或连缀，或围聚，或散漫，或齐起，或先后逐渐相生，初起者易治，生定者退迟”。上述文献，对本病的临床症状和角膜的病变过程以及预后，均有较详细的记载。

验案（5例）

〔**病例一**〕 鲍某 女 11岁 门诊号：126626。

初诊日期：1966年1月26日。

主诉：右眼白睛红赤、涩痛、畏光、流泪已30天。

病史：右眼30天前开始充血、涩痛、畏光、流泪，经某医院诊断为“右眼树枝状角膜溃疡”，给予对症治疗和散瞳。患者五年前右眼曾患同样病变，用碘酒烧灼后角膜遗有瘢痕。

检查：右眼视力$0.1^{+1}$，近视力耶格表$2^{-3}$。右眼角膜近瞳孔7~8点处有一灰白色深层树枝状浸润，直径约2毫米，萤光素染色阳性，上方有陈旧薄翳。

脉象：细。

舌象：舌质红，舌苔薄白。

诊断：右眼花翳白陷；右眼冰瑕翳。

辨证：肝肺火盛，外感邪毒，内外合邪，上犯目窍。

治则：祛风清热，活血滋阴，退翳明目。

方药：①红肿翳障方：生地12克 赤芍10克 密蒙花6克 白芷10克 石决明15克（先煎）赤石脂10克（包煎） 炒川芎3克 夏枯草6克 炙甘草5克 水煎服。5剂。

②西黄散1瓶 点患眼，1日3次。

二诊：1966年1月31日。服药后症状明显减轻，溃疡已趋平坦，白睛仍有红赤。脉细数，苔薄白，仍守原方加减：

炒川芎3克　生地12克　赤芍10克　密蒙花6克　白芷10克　桑皮15克　木通5克　炙甘草6克　地骨皮10克　水煎服。5剂。

继续以西黄散点眼。

末诊：1966年2月5日。眼痛消失，稍有畏光流泪。脉细数，舌苔薄白，舌质淡红。改用祛风清肝、退翳明目之法：

龙胆草6克　连翘10克　夏枯草6克　草决明10克　密蒙花10克　荆芥5克　白菊花6克　水煎服，12剂。

继续以西黄散点眼。

服药后上述症状消失，角膜溃疡愈合。

〔**病例二**〕　霍某　男　8岁　门诊号：76138。

初诊日期：1964年7月10日。

代诉：左眼睑红肿、流泪、畏光已一个半月。

病史：患儿长期以来左眼有羞明、眼干等症状，一个半月前发现眼皮肿，白睛红，黑珠有白翳，流泪，畏光，经某医院诊断为“左眼树枝状角膜炎”，因治疗效果不明显而转本院治疗。现流泪、畏光、视物模糊。

检查：左眼睑水肿痉挛，球结膜混合充血，刺激症状明显，眼不能睁。角膜鼻侧偏下方近瞳孔处有约1毫米宽的纵形溃疡，旁有分枝，如树枝状，凹陷较深，周围有较广泛的浸润，萤光素染色阳性。

左眼视力$0.4^{-1}$，近视力耶格表3。

脉象：弦数有力。

舌象：舌质较红，舌苔薄黄。

诊断：左眼花翳白陷。

辨证：肝阴不足，复感风热，内外合邪，上乘目窍。

治则：清热泻火祛风为主，滋阴退翳明目为辅。

方药：红肿痛方加味：生大黄 10 克　黄芩 10 克　枳壳 6 克　夏枯草 10 克　柴胡 6 克　薄荷 6 克　生地 10 克　赤芍 10 克　木贼 6 克　川芎 6 克　白芷 6 克　青葙子 6 克　水煎服。5 剂。

二诊：1964 年 7 月 15 日。服药后上述症状明显减轻，可以睁眼，饮食正常，大便微溏，每日 1 至 2 次。

检查：左眼睑红肿及球结膜混合充血均已减轻，角膜溃疡已趋平坦。脉细，舌质稍红，苔少。改用祛风清热、退翳明目法治疗。

方药：红肿翳障方加减：

生地 12 克　密蒙花 6 克　赤芍 6 克　夏枯草 6 克　白芷 5 克　黄芩 5 克　炒白术 5 克　赤石脂 6 克　细辛 2 克　木贼草 6 克　生甘草 3 克　水煎服。5 剂。

末诊：1964 年 8 月 3 日。上症全消，饮食大便均已正常，睡眠亦佳。

检查：左眼角膜遗有翳障，脉平、舌象正常。以退翳明目为主，用新老翳障方 7 剂，带回原地服用。

〔**病例三**〕　邢某　男　5 岁　门诊号：67928。

初诊日期：1964 年 1 月 25 日。

代诉：右眼红肿，磨痛，畏光，流泪已半月。

病史：半月以来，患儿右眼红肿，头痛、畏光、流泪，在某医院诊断为“右眼树枝状角膜溃疡”。因病情发展未能控制而来本院求诊。

检查：右眼上睑痉挛，红肿、畏光，泪涩难睁，视力无法检查，睑结膜显著充血，球结膜中度混合充血，角膜下方5~7点处有剥脱凹陷之弥漫浸润，其中央上至11点处覆盖于三分之二瞳孔，呈树枝状浸润，荧光素染色阳性，角膜外侧有片状陈旧混浊，未着色，角膜轻度水肿。

脉象：细数。

舌象：舌质红、苔薄白。

诊断：右眼花翳白陷；右角膜云翳。

辨证：肝经郁热，外感风邪，风热壅盛，上攻目窍。

治则：祛风清热为主，滋阴活血、退翳明目为辅。

方药：①红肿翳障方去川芎加蝉蜕，以助祛风退翳之力。5剂。

②西黄散1瓶，点患眼每日3次。

③忌食葱、蒜、韭菜等刺激性食物，以及鱼蟹等海味发物。

二诊：1964年2月1日。自觉症状减轻。

检查：右眼荧光素染色阳性范围缩小，下方已成一条线状染色，脉舌如前。原方加黄连6克以助清热解毒之力，加草决明10克以清肝退翳明目，水煎服，14剂。

末诊：1964年2月15日。眼已睁开，刺激症状消失，饮食转佳。

检查：右眼角膜溃疡已平坦愈合，荧光素染色阴性。视力右0.5，左0.6。病已痊愈，停止服药。

〔病例四〕潘某　女　1.5岁　门诊号：70250。

初诊日期：1964年3月20日。

代诉：左眼红肿，畏光，流泪已10天。

病史：患儿20天前患麻疹，伴高热，闭眼5天5

夜，10 天前发现左眼白睛红、黑睛有白翳，点抗生素眼药水无效，经某医院诊断为“左眼树枝状角膜炎合并角膜实质炎”。病情发展，转本院治疗。现大便干如羊屎，口干喜饮，尿黄。

检查：左眼睑红肿，睑缘充血糜烂，球结膜混合充血显著，整个角膜呈磨玻璃样混浊和哈气样水肿，有树枝样浸润，前房较浅，虹膜纹理不清，且有水肿，瞳孔药物性散大。

脉象：细数。指纹色紫，透现气关。

舌象：舌质红，少津，苔黄。

诊断：左眼花翳白陷；左眼混睛障。

辨证：热病伤津，热毒内盛，上扰目窍而损风轮。

治则：清热解毒，退翳明目。

方药：①紫雪丹 5 克，日服 1 次，每次 1 克，温水调服，连服 5 天。

②红肿翳障方加减：生地 12 克　赤芍 3 克　密蒙花 3 克　白芷 2 克　蝉蜕 3 克　石决明 10 克　僵蚕 6 克　车前子 3 克　生甘草 2 克　防风 6 克　钩藤 3 克　焦栀子 6 克　水煎服。十剂。

③西黄散 1 瓶　用乳汁调匀点眼，1 日 3 次。

二诊：1964 年 3 月 30 日。服药后左眼红肿减退，眼能睁开，大便正常。

检查：左眼睑红肿基本消退，睑缘糜烂已愈，球结膜混合充血已减，角膜实质混浊同前。脉象细数，舌红苔薄白。仍用前方加减。

生地 10 克　赤芍 5 克　白芷 3 克　石决明 15 克　赤石脂 6 克　炒白术 3 克　夏枯草 3 克　黄芩 3 克　细辛 2 克　甘菊花 3 克　蝉蜕 2 克　密蒙花 5 克　甘草 3

克　水煎服。14剂。

西黄散继续点眼，1日3次。

三诊：1964年4月13日，患儿畏光症状消失，晨起有眵不多，二便正常。

检查：球结膜轻度混合充血，角膜实质浸润已明显减轻，角膜可见弥漫灰白色混浊。属肝肺瘀热未尽，改用祛风清热、活血退翳之法。

方药：蝉蜕3克　苍术5克　赤白芍各6克　当归6克　羌活5克　防风5克　薏苡仁10克　石决明15克　甘草1克　黄芩3克　焦栀子10克　水煎服。5剂。

末诊：1964年4月28日。自觉较前好些，脉舌同前。改用清热解毒、退翳明目法治疗。

方药：夏枯草5克　草决明6克　银花3克　甘草3克　白菊花3克　蝉蜕5克　水煎服。

上方共服31剂后，角膜实质混浊明显减轻，颞侧角膜开始透明。因患儿不合作，未作萤光素染色和裂隙灯检查。给明目蒺藜丸，每日半袋，分2次，用开水浸泡捣烂调匀内服，以求提高视力，退翳明目。

〔**病例五**〕　甄某　女　27岁　门诊号：65202。

初诊日期：1963年11月19日。

主诉：双眼充血已有2月，且畏光、流泪、多眵。

病史：两月前双眼同时发红、羞明、流泪、晨起眵多，曾到北京某医院治疗，近来病情加重，且伴眉棱骨痛。

检查：右眼视力$0.9^{+4}$，近视力耶格表1；左眼视力1.2，近视力耶格表1。

双眼球结膜高度混合充血，右眼角膜3至7点、左眼角膜3至6点各有溃疡，萤光素染色阳性。

脉象：弦数。

舌象：舌质红，舌尖有芒刺，舌苔薄黄。

诊断：双眼花翳白陷。

辨证：肝肺积热，心火上灼，外感风邪，风热相搏，上攻于目。

治则：先以泻火解毒，继以祛风清热，退翳明目，滋阴活血。

方药：①泻火解毒方：大黄15克　元明粉6克　枳壳10克　水煎服，1剂。

②红肿翳障方加减：生地15克　赤芍10克　密蒙花10克　夏枯草10克　石决明25克　赤石脂10克　白术10克　白芷6克　细辛3克　甘草6克　桑白皮10克　水煎服。3剂。

③西黄散1瓶　点双眼，1日3次。

二诊：1963年11月25日。自觉疼痛减轻，畏光如前，检查所见，右眼角膜溃疡范围缩小，左眼同前。脉细数，舌苔微黄薄腻。以退红良方加减。

方药：龙胆草6克　甘菊花6克　生地15克　山栀6克　密蒙花6克　夏枯草5克　黄连3克　连翘6克　水煎服。5剂。

末诊：1963年11月30日。症状基本消失。

检查：双眼视力1.2，近视力耶格表1。双眼角膜溃疡已愈合。原方密蒙花、夏枯草各增至10克以巩固疗效。

〔**按语**〕　上述5例患者，均属中医“花翳白陷”的范畴。韦老认为本病属于肝肺热盛，外感风邪，内外合邪，上攻目窍而成，或阴虚肝旺，风邪外侵，风热交炽，上乘目窍；若麻疹、肺炎等热性病后，阴伤津耗，热毒内炽，感受风邪，均可导致本病。治疗原则均以祛风清热、滋阴活血、退翳明目为主。常用红肿翳障方或该方加减；对于热毒重、病势急的病例，先用泻火解毒汤；若肝阴不足，肝阳偏亢，感受风邪，病情重者，常用红肿痛经验方加味；白睛红赤，久而不退者以退红良方加减。

在随症选药方面，风盛泪多选加防风、羌活、细辛、菊花等；热重红肿，眵多泪少选加龙胆草、连翘、银花、生大黄等；退翳明目选加蝉蜕、木贼草、青葙子等。眼部配合点用西黄散眼药。根据上述之辨证用药，疗效显著。

病例一，病程一个月，先服红肿翳障方 10 剂，眼部刺激症状显著减轻，后用原方合导赤散化裁加减，加龙胆草、夏枯草服药 12 剂，角膜溃疡愈合而告愈。

病例二，初诊时肝阴不足，肝阳偏亢，以致长期眼干、羞明，韦老治以清热泻火祛风，用红肿痛方加白芷、青葙子。本例年龄仅 7 岁，而方中生大黄用 10 克，药后症减而能睁眼，溃疡亦趋平坦。继用红肿翳障方，先后共服十剂而溃疡愈合。因黑睛遗有翳障，后用退翳明目为主，给新老翳障方 7 剂停治。

病例三，病程虽短，但病情重，角膜炎范围大，三分之二瞳孔被树枝状溃疡所覆盖，边高中凹，同时过去留有陈旧斑翳。用红肿翳障方 19 剂而愈。

病例四，年龄一岁半，病发在麻疹后，既有“花翳白陷”，又有“混睛障”（角膜实质炎），因热毒炽盛，故初起用紫雪丹泻火解毒，继用红肿翳障方加减 24 剂，后用清热解毒、退翳明目为主之治则，共服 31

剂而显效。末诊时患者带回明目蒺藜丸以退翳明目，提高视力。

病例五，病程2个月，证势较重，根据“病在上，取之下”的原则，采用釜底抽薪法，首用泻火解毒方1剂，继用红肿翳障方3剂，最后用退红良方加减，前后共服药9剂而愈。

通过五例治验，说明红肿翳障方合用西黄散点眼，内服外用，收效迅速。

在本病的治疗过程中，韦老常用煎药之热腾蒸气，上熏患眼，一日2次，每次5～10分钟，熏后将药再煎，滤汁内服。这种外熏内服法，有助于祛风清热、退赤消肿，亦是一药两用的办法。本法须注意用药温度，以免过热烫伤角膜。

护理得宜，摄生得法，有利于病情的恢复。韦老很重视本病的忌口，因为酒、辣椒、葱、蒜等刺激性食物能生热化火，肥肉能生痰化热，鸡、鸭、螃蟹生风，皆影响疗效。

## 角膜翳

本病是角膜炎，角膜溃疡后所遗留的角膜瘢痕，临床上根据厚薄不同大致分为三种：最薄呈云雾状，用斜照法始能查见为薄翳；较厚半透明而界限较清楚自然光线下即可查见的称为斑翳；厚实瓷样不透明者称白斑。

祖国医学对角膜翳的认识是翳薄明亮光滑如冰瑕者，称冰瑕翳；翳厚薄不等如云如雾者称云翳；年久难退厚而光滑如瓷者称宿翳。病因多由黑睛翳障未能彻底根治而起；或因翳障病重，虽治仍留有瘢痕而成。明代傅仁宇《审视瑶函·冰瑕翳》中指出：“此症薄薄隐隐，或片或点，生于风轮之上，其色光白而甚薄，如冰上之翳，若在瞳神傍侧，或掩及瞳神者，人虽不觉，目自昏眊，大凡风轮有痕黡的，点服不久，不曾补得水清膏足，及凝脂聚星等症，初发点服，不曾去得尽绝，并点片脑过多，障迹不去得尽，而金气水液凝结者，皆为此症。”清代黄耐庵《秘传眼科纂要·论退翳难易》中说：“凡翳暴生者易退，渐积而生者难退；实者易退，虚者难退；外感六淫者易退，内伤七情者难退；厚而不滑者易退，薄而光滑如蝉翼如梅花者难退。”对本病论述颇详。

验案（7例）

〔病例一〕 胡某 女 47岁 门诊号：12006。

初诊日期：1966年2月12日。

主诉：双眼视力模糊近半年。

病史：半年前双眼曾患角膜炎，愈后视力模糊，在本市某医院检查诊断“双眼角膜薄翳”，治疗无效。现鼻眼发干，大便燥结，眼眵多。

检查：右眼视力 $0.4^{-2}$，近视力耶格表 $4^{+3}$；左眼视力0.1，近视力耶格表3。

双眼角膜正中偏下有极薄的灰白色混浊，萤光素染色阴性。

脉象：弦细而数。

舌象：舌质红，舌苔薄白。

诊断：双眼冰瑕翳。

辨证：肝肺积热，阴伤津耗，风轮冰翳。

治则：清热滋阴，祛风消翳，养血活血。

方药：①四物退翳汤加减：生地10克 当归10克 赤芍10克 红花3克 密蒙花10克 羌活5克 白蒺

藜10克　蝉衣5克　木贼草6克　黄芩6克　大黄5克水煎服，7剂。

②西黄散1瓶，点双眼1日3次。

二诊：1966年2月19日。自觉视力增进，视物清楚，大便已畅，余证如前，前方去大黄加龙胆草10克。7剂。

外用西黄散点双眼，1日3次。

末诊：1966年2月26日。视力增进，检查右眼视力$0.5^{-2}$，近视力耶格表$2^{-2}$；左眼视力0.2，近视力耶格表$2^{-2}$。脉细有力，舌质稍红。以明目蒺藜丸15袋，日服3次，每次6克温开水送服。

外用西黄散继续点眼，未再复诊。

〔**病例二**〕　赵某　男　32岁　门诊号：110710。

初诊日期：1957年6月24日。

主诉：左眼视力障碍13年。

病史：13年前左眼曾患眼病，愈后留有翳障，以后在10年前、7年前、5年前3次反复发生眼病。现看书1小时后即感左眼疲劳和视力模糊。

检查：左眼视力0.3，近视力未查。

左眼角膜正瞳孔处有深层灰白色陈旧性混浊，旁有新生血管伸入，角膜3～5点处有灰白色弥漫混浊，荧光素染色均为阴性。

脉象：细而有力。

舌象：舌质红，舌苔薄白。

诊断：左眼云翳遮睛。

辨证：肝肾阴虚，风轮云翳。

治则：滋补肝肾，退翳明目。

方药：①杞菊地黄丸150克，日服2次，每次

10克。

②朱砂拨云散1瓶，点左眼，1日3次。

二诊：1957年7月15日。近日胃脘疼痛，但视力有进步，视疲劳明显减轻。检查：左眼视力0.6，改用益气健脾和胃之法。

方药：香砂六君子丸90克，日服2次，每次10克。

朱砂拨云散继续点眼。

末诊：1957年7月29日。胃痛已止，改用明目地黄丸，日服2次，每次5克。外用朱砂拨云散点眼，1个月以后视力进步至0.9$^{-1}$，服药停止，眼药点完为止。

〔**病例三**〕 陈某 男 32岁 门诊号155938

初诊日期：1963年3月29日。

主诉：左眼20年来视物不清。

病史：20年前左眼曾红肿疼痛，畏光流泪，愈后黑珠上留有白翳。现耳鸣，视物昏花。

检查：左眼视力0.7$^{+2}$，左眼角膜瞳孔中央偏下方有圆形薄翳，角膜5～6点近边缘处有片状薄翳。

脉象：细。

舌象：舌质淡红，舌苔薄白。

诊断：左眼冰瑕翳。

辨证：中气虚弱，肝肾不足，风轮冰翳。

治则：益气升阳，退翳明目，补益肝肾。

方药：益气聪明汤加蝉衣3克 枸杞子10克 菟丝子10克 白蒺藜15克 水煎服，7剂。

朱砂拨云散点左眼，1日3次。

末诊：1963年4月5日。自觉视物较前清楚，药后便溏，一日3～4次，稍有腹痛。脉舌如前。前方去黄柏加菊花5克，生地15克，水煎服，服28剂后，左眼视力达$1.2^{-1}$，停止服药。

〔病例四〕 梁某 男 31岁 门诊号：1110。

初诊日期：1957年3月5日。

主诉：左眼视力障碍8年。

病史：8年前曾先后发烧3次，每次发烧则左眼充血、畏光、磨痛、黑睛长白泡，愈后遗有瘢痕。

检查：左眼视力0.3，矫正视力0.7，近视力耶格表1。左眼角膜瞳孔处有陈旧点状薄翳，上方有血管伸入。

脉象：细数。

舌象：舌质稍红，舌苔薄白。

诊断：左眼冰瑕翳。

辨证：肝肾阴虚，风轮冰翳。

治则：滋补肝肾，退翳明目。

方药：①杞菊地黄丸，一日2次，每次6克。

②西黄散2瓶 点左眼，1日3次。

末诊：1957年4月20日。胃部不适，但视力进步。检查：左眼视力0.7，矫正视力0.9，余证同前，改用杞菊地黄汤加香附10克，木香6克，石决明15克，青葙子10克，服药3月，左眼视力进步至0.9，矫正视力恢复正常达1.0。

〔病例五〕 戴某 女 25岁 门诊号：0338。

初诊日期：1957年8月19日。

主诉：右眼视力障碍已10多年。

病史：10年前右眼曾患角膜病，愈后留有白翳，曾在某医院治疗无效。现视力差，失眠。

检查：右眼视力0.1。

右眼角膜有厚薄不等之陈旧斑翳。

脉象：细数。

舌象：舌质红，舌苔薄白。

诊断：右眼黑睛云翳。

辨证：心血不足，肝肾阴亏，风轮云翳。

治则：养血安神，滋补肝肾，退翳明目。

方药：①杞菊地黄汤加当归10克　茯苓10克　蝉衣3克　密蒙花10克　柏子仁20克水煎服，14剂。

2. 朱砂拨云散1瓶　点患眼1日3次。

二诊：1957年9月9日。睡眠仍差，头晕神烦，眼眶痛。检查：右眼云翳稍有减轻。以疏肝解郁，祛风止痛，养血安神法治疗。方药：逍遥散加制首乌25克　明天麻3克　炒枣仁25克　珍珠母25克　细辛3克　蔓荆子10克　瓜蒌仁15克水煎服，3剂。

三诊：1957年9月12日。头目眩晕已减，眼眶痛已消，仍有失眠，饮食欠佳。改用益气升阳，温中理气之法。方药：补中益气汤加香附10克　良姜3克　防风5克　天麻3克水煎服，7剂。

末诊：1957年9月21日。视力进步，失眠纳差仍未减，检查右眼视力0.4⁻¹，角膜斑翳较前稍薄。用平肝祛风，养心安神，退翳明目为治则。标本兼顾。方药：平肝熄风降压方加合欢皮20克　酸枣仁25克水煎服，7剂。

〔病例六〕　沈某　男　24岁　门诊号：2808。

初诊日期：1958年3月4日。

主诉：右眼视力障碍已二年多。

病史：两年前开始经常白睛红赤，黑睛生翳，曾在其他医院治疗无效。现有头痛。

检查：右眼视力0.3。右角膜有浓厚混浊光滑如瓷。

脉象：弦细稍数。

舌象：舌质红，舌苔薄白。

诊断：右眼黑睛宿翳。

辨证：肝郁血瘀，风轮宿翳。

治则：活血疏肝，退翳明目。

方药：①新老翳障方加蛇蜕2克　隔日1剂。

②荸荠退翳散点眼1日3次。

末诊：1958年8月25日。服药5个月后，右眼视力为$0.5^{-2}$，全身正常。给明目地黄丸120克，荸荠退翳散2瓶点眼，以求巩固疗效，继续提高视力，自后末再复诊。

〔**病例七**〕　胡某　男　31岁　门诊号：0531。

初诊日期：1957年6月22日。

主诉：双眼视力障碍8个月。

病史：8个月以前双眼充血，角膜发炎，当地医院诊断为“双眼树枝状角膜炎”，治愈以后，双眼角膜遗有白翳，现视力差，睡眠有时欠佳。

检查：视力右眼0.3，左眼0.7。

双眼角膜瞳孔正中均有厚薄不等灰白色陈旧混浊遮盖，右眼严重，左眼稍轻。

脉象：弦细。

舌象：舌质淡红，舌苔薄白。

诊断：双眼黑睛云翳。

辨证：肝肾阴虚，风轮云翳。

治则：滋补肝肾，退翳明目。

方药：①杞菊地黄丸　日服2次　每次6克。

②朱砂拨云散，点眼 1日3次。

二诊：1957 年7 月 18 日。自觉视力进步，失眠如前，检查：视力右眼 0.6，左眼 0.9，双眼角膜斑翳范围较前缩小、变薄。以前方加补心丹，每晚 10 克。

三诊:1957 年7 月 27 日。睡眠已佳,改用退翳明目为主,以六味地黄汤加党参12 克,蝉衣3 克　石决明25 克　白蒺藜 10 克　桑叶 10 克　水煎服。隔日或3 日1 剂。

继续用朱砂拨云散点眼。

末诊：1958 年1 月16 日。服药5 个月后视物更为清楚。检查：视力右眼 0.7、左眼 $0.8^{+3}$，黑睛云翳变薄。改用明目地黄丸 120 克，每日2 次，每次 10 克内服。荸荠退翳散2 瓶点眼，1 日3 次，以巩固疗效。

〔按语〕角膜翳一病，目前中西医眼科多无满意治法。韦老治疗本病的经验十分丰富，多数角膜翳患者经治疗后，可增进视力。以上7 例角膜翳患者经过治疗，视力进步情况如下表所示：





**7 例角膜翳患者治疗前后视力及治疗时间简表**

| 病例 | 姓名 | 治疗前视力 | | 治疗后视力 | | 治疗时间 |
|---|---|---|---|---|---|---|
| | | 右 眼 | 左 眼 | 右 眼 | 左 眼 | |
| 一 | 胡某 | $0.4^{-2}$ | 0.1 | $0.5^{-2}$ | 0.2 | 14 天 |
| 二 | 赵某 | 0.3 | | $0.9^{-1}$ | | 35 天 |
| 三 | 陈某 | | 0.7 | | $1.2^{-1}$ | 33 天 |
| 四 | 梁某 | | 0.3 矫正 0.7 | | 0.7 矫正 0.9 | 4.5 月 |
| 五 | 戴某 | 0.1 | | | $0.4^{-1}$ | 32 天 |
| 六 | 沈某 | 0.3 | | $0.5^{-2}$ | | 5.5 月 |
| 七 | 胡某 | 0.3 | 0.7 | 0.7 | $0.8^{+3}$ | 5 月 |

从以上7例角膜翳的治验情况，可以反映出韦老对于本病的部分经验，现归纳如下。

黑睛凝脂初愈，余邪未净，用祛风清热、退翳明目的治法，适加平肝、清肝、疏肝活血药。因翳自热生，病在风轮，清肝平肝疏肝的药物有助退翳明目之力。常用方剂是新老翳障方。如上方服后无效，患者有肝肾阴虚的证候，可改用滋补肝肾、退翳明目之法。适加活血祛风之品。常用杞菊地黄汤或明目地黄汤加减；如风热已尽，黑睛白翳经久不退，则用活血退翳之法，方用四物退翳汤加减。成药常用明目蒺藜丸、拨云退翳丸、杞菊地黄丸或明目地黄丸等。此外，韦老有自制之眼药西黄散，本药不仅有清热、镇痛、退赤之功，而且有退翳明目之效。凝脂或花翳白陷已愈，白睛无红赤肿痛，亦无畏光流泪等证。黑睛留有翳障而不退者，可选用朱砂拨云散或荸荠退翳散点眼。

根据韦老经验，结合我们的学习体会，将平时常用退翳药整理如下：

常用退翳明目药：密蒙花　菊花　谷精草　木贼草　石决明　珍珠母　蝉蜕　蛇蜕　防风　桑叶　夜明砂　川楝子　决明子　青葙子　柴胡。

常用活血退翳药：丹皮　川芎　茺蔚子　红花　赤芍　当归尾　丹参。

常用平肝退翳药：石决明　白蒺藜　菊花　珍珠母。

常用清肝退翳药：青葙子　决明子　夏枯草　黄芩　地骨皮。

常用疏肝退翳药：柴胡　青皮　川楝子。

# 青光眼

青光眼临床特点为眼内压增高，由于持续高眼压，可使眼球组织及视功能造成不同程度的损害。典型表现是视神经乳头萎缩、凹陷和视野相应缩小，如不及时治疗，视野可全部丧失以致失明。故青光眼为致盲的常见原因之一。

中医文献中有近似青光眼的记载，如五风变内障（青风内障、绿风内障、黄风内障、乌风内障、黑风内障）、大小雷头风、偏头风、瞳神散大、目晕等。慢性单纯性青光眼，包括在"青风内障"的范畴，病程缓慢，早期视力无变化，可有轻度头痛眼胀，视力疲劳，瞳神内有气色昏蒙。《审视瑶函·青风障症》云："此症专言视瞳神内有气色昏朦，如青山笼淡烟也，然自视尚见，但比平时光华则昏朦日进。"急性发作或急性充血性青光眼，包括在"绿风内障"的范畴，如葆光道人编《秘传眼科龙木论·绿风内障》云："此眼初患之时，头旋额角偏痛，连眼睑骨及鼻颊骨痛，眼内痛涩见花，或因呕吐恶心，或因呕逆后，便令一眼先患，然后相牵俱损，目前生花，或红或黑，为肝肺受劳，致令然也。"其他如并发性白内障、继发性青光眼、继发性视神经萎缩等，与"黄风内障"、"乌风内障"、"黑风内障"的症状近似。在自觉症状方面，如偏侧头痛，中医称"偏头风"；额板痛、眉棱骨痛，中医称"阴邪风症"；夜视灯光周围有虹视者，中医称"目晕证"；眼压持续增高，瞳孔逐渐散大时，中医称"瞳神散大症"；眼压急剧增高，眼胀欲脱，按之如石，头如斧劈，目若锥刺，大便秘结者，中医称"大雷头风"；如疼痛由小到大，大便先润后燥，小便先清后涩，则为“小雷头风”。大者害速，小者稍迟，虽有大小之分，危害则一，治则相同，都应分秒必争，及时抢救。

验案（5例）

〔**病例一**〕 张某 男 21岁 门诊号：68633。

初诊日期：1964年2月12日。

主诉：左眼因外伤后眼压增高已2年。

病史：1962年2月不慎被铅屑穿透左眼，先于本地医院治疗1个多月，后到北京某医院住院取出异物，术后眼压升高，又二次入院作抗青光眼手术，眼压仍不能控制，去年6月又来京作白内障手术，术后眼压仍高，先后作二次抗青光眼手术，眼压始终在30～40毫米汞柱之间。现在头痛、眼胀、视物不清，故来本院就医。

检查：右眼视力$0.4^{-2}$（矫正视力1.0），近视力耶格表1；左眼视力0.09，近视力耶格表7。

左眼上方及颞侧均有手术后之瘢痕及滤过泡，角膜偏鼻侧有白斑，上有新生血管伸入，前房较浅，虹膜组织不清，且有萎缩斑，虹膜后黏连，瞳孔对光反射消失（无晶体），玻璃体有条絮状混浊。

右眼压5.5/5＝17.30毫米汞柱，左眼压7.5/2.5＝38.80毫米汞柱。

右眼底正常；左眼底视乳头呈椭圆形，色较淡，边界不清，生理凹陷较大，动静脉较细，中心窝反射存在，未见渗出及出血。

诊断：左眼绿风内障。

辨证：风邪外侵，血络受损，脉道瘀阻。

治则：祛风止痛，破瘀润燥，滋阴补肾。

方药：明目地黄丸，日服3次，每服1丸。

二诊：1964年5月9日。服药后左眼视力进步，眼压较前降低，但有时稍有波动，低时到13毫米汞柱，头胀、眼痛均消。

检查：左眼视力0.2，近视力耶格表4，左眼眼压5.5/3=24.38毫米汞柱。

仍服明目地黄丸一月。

〔病例二〕袁某　女　25岁　门诊号：69118。

初诊日期：1964年2月26日。

主诉：右眼胀痛二年半。

病史：右眼二年半前因眼胀痛，经检查为青光眼，曾作抗青光眼手术，术后眼压尚稳定。近半年来眼压又波动，伴虹视、头痛、眼胀，恶心，疲劳后加重，视野亦有改变。左眼亦有类似症状，虹视明显，经某医院检查，确诊为慢性单纯性青光眼，目前用1%匹罗卡品眼药水右眼一日6次，左眼一日2次。晚上均用2%匹罗卡品眼膏涂眼。近来时有偏头痛，性情急躁，平时大便干结，4~5日一行，月经量多，约40天一次。

检查：右眼视力0.3（矫正$0.8^{-2}$），近视力耶格表1；左眼1.0（矫正1.2），近视力耶格表1。

右眼无滤泡，虹膜于11~12点根部缺损，双眼瞳孔药物性缩小。

右眼压7.5/3=35.76毫米汞柱，左眼压7.5/5=25.81毫米汞柱。

右眼视乳头有病理性凹陷扩大，其他正常，左眼底大致正常。

右眼鼻侧视野缩小25°~30°，颞侧在60°。

脉象：弦细。

舌象：色稍红，苔薄带黄。

诊断：双眼青风内障。

辨证：阴虚肝旺，外风挟内风上犯空窍。

治则：滋阴平肝，祛风止痛。

方药：①青光眼三方，14剂，水煎服。

②石斛夜光丸，每日1丸。

二诊：1964年3月23日。药后眼胀头痛减轻，虹视已基本消失，昨夜看电影后又出现虹视，两天来食欲不佳，夜寐不安。脉细弦，舌苔薄。

检查：右眼压5.5/3.5＝22.38毫米汞柱，左眼5.5/4.5＝18.86毫米汞柱。

原方加炒谷芽25克、车前子10克（包煎）。石斛夜光丸，每日1丸。右眼每日点匹罗卡品眼药水4次，左眼每日点2次；晚上不再涂匹罗卡品眼膏。

三诊：1964年6月5日。上药又服30剂后，自感眼胀已少，虹视偶而出现，有时头沉，胃纳进步，脉弦细，舌质略红，证属风邪未尽，肝阴不足，治宜祛风止痛，滋阴平肝。

方药：青光眼三方加减：生地22克　白术6克　白芷6克　防风6克　白蒺藜10克　蝉蜕3克　密蒙花10克　羌独活各5克　决明子12克　生石决明25克（先煎）　细辛3克　黄芩6克　车前子12克（包煎）　杜仲10克　丹皮12克（隔日1剂）。

明目地黄丸早晚各1丸，和汤药交替服。

四诊：1964年7月17日。上药20剂后，视力增进，眼压亦降，头痛眼胀已消，虹视亦消失，匹罗卡品眼药水已停用，纳可，二便畅调，脉细，舌稍红苔薄。

检查：右眼矫正视力1.0，近视力耶格表1；左眼矫正视力1.2，近视力耶格表1。

双眼眼压5.5/5 = 17.30毫米汞柱。

眼压已正常，停药观察。

〔病例三〕 程某 女 36岁 门诊号：69389。

初诊日期：1964年4月8日。

主诉：双眼发胀，头痛，虹视，伴有眼前黑花飞舞。右眼发病半年，左眼两个月。

病史：半年前开始左眼发胀，眼眶酸痛，近来偏头痛，看书后加重，劳累或熬夜后更甚，伴有虹视及眼前黑花飞舞，午夜头部灼热感，月经来潮时症状加重，经某医院诊断为青光眼，现每日点1%匹罗卡品2次，平时易激动，大便较干。

检查：右眼视力$0.8^{-2}$，矫正视力1.2；左眼视力$0.8^{+2}$，矫正视力1.2；双近视力耶格表1。

双眼压30毫米汞柱。

脉象：弦细。

舌象：舌正苔微黄。

诊断：青风内障。

辨证：阴虚火旺，外风引动内风，上扰清窍。

治则：滋阴平肝，祛风止痛。

方药：青光眼三方加黄芩5克、柴胡6克、五味子6克。30剂，隔日1剂。

二诊：1964年6月29日。药后视力进步，视物较前清楚，夜间仍有虹视、眼胀头痛已减，时有恶心。每日仍滴1%匹罗卡品眼药水2次。

检查：右眼矫正视力1.2，左眼矫正视力1.0，双近视力耶格表1。眼压5.5/5 = 17.30毫米汞柱（双眼）。脉弦细，苔薄腻。仍按前法稍加和胃之品。

方药：原方加厚朴5克、砂仁3克（后下）30剂，每日1剂。

三诊：1964年9月12日。近来经常恶心，虹视头痛已减，胸腹胀满。每日仍滴1%匹罗卡品眼药水2次。脉弦细而滑，舌质稍淡、苔薄腻。证属肝胃不和，痰湿中阻，治宜化痰除湿，清肝和胃。方药：胆星3克　姜半夏10克　黄芩5克　厚朴5克　淡豆豉15克　砂仁3克（打碎后下）　防风6克　羌活6克　川芎6克　细辛3克　杭菊10克　黑芝麻15克　冬桑叶10克　决明子15克　生甘草5克　14剂，水煎服。

四诊：1964年10月9日。药后恶心已减，其他症状同前，有时偏头痛，月经量多，脉细，舌质稍淡。前房角镜检查双眼均为宽角。证属营血不足，血不养肝，治宜养血祛风，清肝和胃。

方药：当归10克　白芍10克　川芎6克　防风6克　羌活6克　细辛3克　生蔓荆子10克　荆芥5克　黄芩6克　姜半夏10克　熟地20克　甘草3克　30剂，隔日1剂。

五诊：1964年12月13日。偏头痛及虹视已消，有时头晕泛恶。匹罗卡品眼药水已停点。

检查：右眼压5.5/4.5=18.86毫米汞柱，左眼压7.5/7=18.52毫米汞柱。脉弦细，苔腻舌质稍红。证属肝胃不和，湿热内蕴，治宜清肝明目，和胃化湿。

方药：加味和胃止呕方：黄芩6克　柴胡6克　厚朴5克　淡豆豉12克　姜半夏10克　砂仁5克（后下）　炙远志6克　决明子15克　川芎6克。

末诊：1965年1月23日。头痛绵绵，兼有头顶痛，神烦。

检查：双眼矫正视力1.2，近视力耶格表1，双眼眼压5.5/4.5＝18.86毫米汞柱，7.5/7＝18.52毫米汞柱。脉弦细，舌苔薄腻。证属肝肾阴亏，风邪上扰，治宜补益肝肾、清热泻火，祛风止痛。

方药：熟地30克　玄参12克　炒栀子10克　桑寄生15克　决明子15克　白芷6克　藁本10克。

眼压稳定，停药观察。

〔病例四〕缪某　男　34岁　门诊号：33137。

初诊日期：1973年12月24日。

主诉：左眼外伤性青光眼，眼压高，视力减退已一月余。

病史：1973年11月7日被弹片及玻璃片刺伤左眼，52小时后即在某医院住院急诊抢救，当时眼睑青紫，眉弓有不规则的裂口（已手术缝合，球结膜水肿，结膜下出血，前房大量积血，下方虹膜根部离断，瞳孔散大，视力1米手动，眼底看不见，眼压10/2＝59.10毫米汞柱，前房角劈裂，经各种方法治疗无效，于1973年12月20日请韦老会诊。当时头痛眼胀，服醋氮酰胺每日2次，每次2片。

检查：左眼视力一米手动。眼压10/3＝50.62毫米汞柱。角膜哈气样水肿。前房浅，充满浮游小体，房水闪光强阳性，下方有积血。虹膜纹理不清，晶状体轻度混浊。眼底看不见。

脉象：弦数。

舌象：舌质红，苔薄。

诊断：左眼物伤真睛；左眼瘀血灌睛。

辨证：真睛外伤，血络受损，郁久化火生风。

治则：清肝泻热，祛风止痛，活血止血。

方药：龙胆草10克　夏枯草10克　决明子15克　车前子15克（包煎）　木通10克　川芎6克　珍珠母15克　丹参10克　藁本10克　旱莲草15克。每日1剂。水煎服。

二诊：1973年12月31日会诊。服药7剂，胃纳欠佳，眼压降低为35毫米汞柱。脉弦细稍数，舌质较红，苔薄。醋氮酰胺每日2次，每次2片。治宜清肝泻热兼以和胃。

方药：龙胆草10克　夏枯草15克　车前子15克　木通10克　决明子15克　寒水石15克　炒知柏各15克　藁本15克　石决明15克　炒枳壳10克　焦三仙各10克　每日1剂。

三诊：1973年1月19日。左眼眼压仍高，眼胀眶疼。

检查：左眼高度混合充血，角膜水肿，前房充满浮游小体，房水闪光阳性，虹膜纹理不清，玻璃体高度混浊，眼底未能窥见。脉弦，舌红舌尖有芒刺。证属阴虚火旺，肝经湿热上蒸于目。治宜清肝利湿，滋阴降火。

方药：生地30克　生石膏30克　夏枯草15克　车前子15克　通草10克　猪茯苓各10克　淡竹叶10克　焦山栀10克　黄连6克　炒知柏各10克　草决明15克　川连6克。

四诊：1974年2月14日。本月5日曾作前房穿刺，迄今眼压仍高，头痛眼胀，因角膜水肿，视力一直未查。左眼压7.5/2＝42.12毫米汞柱。脉弦，舌尖稍红。证属肝经郁热未清，瘀滞未解，风邪未除。治宜清肝利湿，祛风止痛，开窍明目。

方药：生地25克　夏枯草10克　决明子15克

通草10克　车前子15克（包煎）　蔓荆子10克　石决明25克（先煎）　白蒺藜10克　蝉蜕6克　淡竹叶10克　枸杞子10克　石菖蒲10克。

五诊：1974年2月25日会诊。服药10剂后，视力进步，眼压亦降，眼痛基本消失。

检查：左眼视力$0.4^{-1}$。左眼压5.5/3＝24.38毫米汞柱。左眼前房浮游小体仍有，房水闪光阳性，玻璃体大片絮状混浊，眼底隐约可见，但不清。脉弦，舌尖红、苔薄。仍按原方加生石膏25克（先煎），每日1剂。

末诊：1974年4月23日会诊。左眼视力已经正常，眼压亦已正常。

检查：左眼视力$1.0^{+1}$近视力耶格表1。

左眼玻璃体有条絮状混浊，模糊可见视网膜有大片条索状灰白色机化物。

眼压5.5/4＝20.55毫米汞柱。

久病肝肾阴亏，易于阳亢，治宜滋阴补肾平肝。方药：生地30克　夏枯草15克　决明子15克　车前子15克　通草10克　石决明25克　白蒺藜15克　枸杞子15克　石菖蒲10克　桑叶10克。

1974年5月10日从某医院出院检查，左眼视力$1.5^{-3}$，近视力耶格表1，眼压7.5/5＝25.81毫米汞柱。自后在门诊复查时左眼眼压一直在20毫米汞柱正常范围。视力1.5，近视力耶格表1。眼底玻璃体有条索状混浊，鼻侧及下方有灰白色机化物，其他正常。

〔**病例五**〕顾某　女　31岁　门诊号：240624。

初诊日期：1974年1月5日。

主诉：右眼胀痛，眉棱骨酸痛已一年多。

病史：近一年来右眼胀痛，眉棱骨酸痛，无虹视，曾到某医院检查确诊为慢性单纯性青光眼。平时大便干结，二三日一行，有时到六七天一解。

检查：右眼视力 $0.9^{+1}$，近视力耶格表1；左眼视力 $0.6^{-1}$，近视力耶格表1。

右眼压 7.5/2 = 42.12 毫米汞柱，左眼压 5.5/5 = 17.30 毫米汞柱。

前房角镜右眼窄Ⅱ；左眼上方颞侧窄Ⅱ，鼻侧及下方窄Ⅰ，

右眼视神经乳头生理凹陷较大，左眼底正常。

脉象：弦数。

舌象：舌质稍红，苔薄黄。

诊断：右眼青风内障。

辨证：肝胆实热，上攻于目。

治则：泻肝通腑，清肝利湿。

方药：龙胆泻肝汤加减：龙胆草15克　泽泻15克　车前子15克（包煎）　木通10克　黄芩10克　夏枯草10克　石决明15克　川军6克　炒枳实10克　川芎6克　炒栀子10克　炙甘草3克　5剂，水煎服。

二诊：1974年1月9日。药后时有泛恶，大便溏薄，一日2次，脉细舌淡稍胖。证属肝热稍解，湿浊中阻。治宜清热化湿。原方去川军、山栀、黄芩加炒白术10克、姜半夏10克、制香附10克、炒枳壳6克。7剂。

三诊：1974年1月16日。药后泛恶已减，大便正常，经电眼压描绘，右眼压畅比为400，左眼压畅比为214，脉细，舌质稍淡，边有齿痕。证属肝胃不和，浊阴上逆。治宜平肝和胃，祛风利湿。方药：生地15克

白蒺藜15克　决明子15克　白术10克　姜半夏10克　茯苓10克　车前子10克（包煎）　通草10克　炒枣仁15克。

四诊：1974年1月29日。

眼胀已消，纳食欠佳。

检查右眼压5.5/4 = 20.55毫米汞柱；左眼压5.5/4.5 = 18.86毫米汞柱。脉弦细舌质稍淡，边有齿痕。仍按原法加健脾开胃之品，原方去半夏、车前子加稻谷芽各10克、陈皮6克。

五诊：1974年2月5日。服上药7剂，近来双眼发胀已少，唯下午四时多开始偏头疼、纳差、失眠、脉细，舌体胖边有齿痕。证属风邪未尽，脾胃湿阻。治宜祛风化湿，健脾开胃。方药：炒白术10克　炒枳壳10克　炒稻谷芽各10克　茯苓10克　防风10克　羌活6克　通草6克　白芷6克　生地12克　炒枣仁15克　柏子仁15克。

六诊：1974年5月3日。上药共服28剂，有时偏头痛，口干神烦。检查右眼压5.5/6 = 14.57毫米汞柱，左眼压5.5/6.5 = 13.35毫米汞柱。脉细稍数，舌稍红，苔薄。证属肝肾阴虚。治宜滋益肝肾，辅以清肝明目。

方药：杞菊地黄汤加减：枸杞子10克　菊花6克　生熟地各10克　山药10克　丹皮10克　茯苓10克　泽泻10克　五味子6克　决明子10克　木瓜6克　细辛3克。

七诊：1974年5月14日。服药10剂，自觉双眼很好，胃纳欠佳，右眼眼压5.5/6.5 = 13.25毫米汞柱；左眼眼压5.5/6 = 14.57毫米汞柱，脉细，舌略胖边有齿痕。宜清肝明目，健脾开胃。

方药：枸杞子10克　菊花6克　山药10克　茯苓10克　党参10克　炒白术10克　陈皮11克　炒枳壳6克　焦三仙各10克　决明子15克。

自后患者病情平稳，眼压一直正常。

〔**按语**〕韦老认为青光眼发病，与邪和正两方面因素有关。外邪以风、火、痰、湿为主，正气不足以肝肾阴虚或脾虚气弱为主。阴虚者多火，气虚者多痰。其发病机理为：

1. 暴怒伤肝，肝胆风火上扰；或肝经有热，风邪外侵，风热相助，上扰清窍，阻遏清阳，脉络受阻，瞳神失养，房水瘀滞，眼压增高，瞳神散大，目晕。

2. 神劳过度，真阴耗损，阴虚火旺，虚火上越，阻遏清阳，房水瘀滞，眼压增高，瞳神散大。

3. 脾虚气弱，运化失健，湿热内阻，升降失序，上泛清窍；或脾胃虚寒，痰湿内阻，气机不畅，升降失序，浊阴上逆，而致脉络受阻，瞳神失养，房水瘀滞，眼压增高，瞳神散大。

韦老认为，本病的治疗首先要分缓急、明虚实。发病急速，病情严重多属实证；发病迟缓，病情较轻多为虚证。

实证，一为肝经风热而发，证以偏头痛或全头痛为主，眼压偏高，脉弦数，舌苔薄白，治宜祛风止痛，以“偏正头痛方”为主，如热邪偏盛者，可选用“风热头痛方”。二为肝经郁火上冲而起，起病急剧，头如斧劈，目若锥钻，或眼胀欲脱，按之如石，心烦善怒，口苦舌干，夜卧不安，瞳神散大，气色淡绿，虹视，视力急剧下降，甚至近于失明，眼压甚高，脉洪大或弦数有力，舌苔黄腻。治宜清肝利湿，滋阴降火，方用龙胆泻肝汤（或丸），大便干结加大黄、芒硝，恶心呕吐者加半夏、淡豆豉、厚朴、竹茹；大便干结、小便赤热又偏正头痛者，治宜疏风清热，泻火利湿为主，方用防风通圣散（或丸）。

虚证多由肝肾不足，阴虚火旺所致，证见偏头痛或眉棱骨痛，眼胀，瞳神散大，目晕，视物稍模糊，口干神烦，头晕耳鸣，时轻时重，时发时止，脉细数或弦细，舌红苔微黄或白腻。治宜平肝清肝，滋阴明目，祛风止痛，方用“青光眼三方”，肝肾阴虚者用杞菊地黄汤加味。服汤药不便者可服犀角地黄丸或芎菊上清丸。

脾虚气弱者，证见头晕眼胀、虹视，视力疲劳、消化不良、时有泛恶、晨起尤甚、腹胀、脉细、舌质色淡。治宜调中益气化湿，方用调中益气汤，兼有偏头痛者加细辛 3 克；如痰湿内阻，时有泛恶、甚至呕吐涎沫、脘满肢冷、脉沉细、舌淡、治宜温中散寒，方用吴茱萸汤。





韦老使用的“偏正头痛方”，对急性充血性青光眼和慢性单纯性青光眼急性发作之偏正头痛者，均有较好的止痛作用；“青光眼三方”，对慢性单纯性青光眼、时发时止、眼压在 25 ~ 35 毫米汞柱的患者疗效较好，用本方可控制眼压，缓解症状；“杞菊地黄汤”，可控制眼压，提高视力；“和胃止呕方”，对肝胃不和、痰湿内阻、泛恶呕吐患者疗效明显。

## 老年性白内障

老年性白内障是后天性白内障中最常见的一种进行性慢性眼病。但在发展过程中可有迟早的差别。发病率南方比北方略高，年龄在 45 岁上下发病。临床症状是，眼前有点条状阴影或云雾样暗影，视力逐渐下降。最后终至失明。

中医早在唐朝前后对本病就有记载。如公元610年巢元方《诸病源候论》“目青盲有翳候”中说：“……风热乘之，气不外泄，蕴积于睛间而生翳，似蝇翅者，覆瞳子上。”公元750年王焘所著《外台秘要·出眼疾候》中描述：“不痛不痒，渐渐不明，久历年岁，遂致失明，令观容状，眼形不异，惟正当眼中央小珠子里，乃有其障，作青白色，虽不辨物，犹知明暗三光，知昼知夜，如此之者，名作脑流青盲眼，未患时，忽觉眼前时见飞蝇黑子，逐眼上下来去，此宜用金篦决，一针之后，豁若开云而见白日。”其后葆光道人《龙木论·圆翳内障》中描述更为详细“凡眼初患之时，眼前多见蝇飞、花发、垂蟢，薄烟轻雾，渐渐加重，不痛不痒、渐渐失明；眼与不患眼相似，且不辨人物，惟睹三光，患者不觉，先从一眼先患，向后相牵俱损此是脑脂流下，肝风上冲，玉翳青白。瞳神端正，阳看则小，阴看则大。”上述文献，对本病的自觉症状，发病过程，直致失明，选择手术适应症等均作了详细的描述。

验案（2例）

**〔病例一〕** 卜某 男 45岁 门诊号16844。

初诊日期：1958年10月24日。

主诉：双眼视力逐渐减退已半年多。

病史：双眼半年多以来，视物模糊，不痛不痒，眼前似有薄纱遮睛，左重于右，常有点条状黑影，双眼疲困，头晕眼花。

检查：右眼视力$0.4^{+2}$，左眼视力0.4，双眼近视力均为耶格表3。

双眼晶状体皮质呈楔状混浊，波及瞳孔区（左>右）。双眼屈光间质模糊不清，双眼底大致正常。

脉象：沉细尺微。

舌象：色淡而胖嫩，苔薄白。

诊断：双眼枣花翳内障。

辨证：肾阳不足。

治则：温补肾阳。

方药：附桂八味丸加味：熟附片6克（先煎） 肉桂3克 熟地24克 山药18克 丹皮10克 茯苓10克 泽泻10克 山萸肉10克 石决明24克（先煎） 五味子3克 制首乌18克 白菊6克。

二诊1958年11月6日。服药12剂，视力较前清楚，黑影黑点仍有，近日口干。脉细稍数。舌质稍红苔薄白。肝肾阴亏。治以滋补肝肾，退翳明目。

方药：杞菊地黄汤加味：枸杞子12克 菊花6克 熟地24克 山萸肉10克 山药10克 丹皮10克 茯苓10克 泽泻10克 石决明24克（先煎） 五味子3克 川芎3克。

末诊：1958年11月13日。上药服7剂后，远近视力均较清楚。

检查：右眼视力$0.9^{-2}$，近视力耶格表$2^{+4}$；左眼视力$0.9^{-3}$，近视力耶格表$2^{+3}$；双眼晶状体检查同前，眼底同前。

原方照服，以后未再复诊。

〔病例二〕程某 女 67岁 门诊号：69390。

初诊日期：1964年3月4日。

主诉：右眼前有黑影已2年，左眼前有黑影已1年。

病史：2年前右眼出现黑影，左眼1年前也出现黑影，并较右眼为重，曾于某医院诊断为老年性白内障，治疗无效。平时夜寐欠安，耳鸣，大便干结。

检查：双眼视力0.5，近视力耶格表4。双眼晶体皮质呈楔状混浊。双眼屈光间质欠清，可见视乳头色泽及血管、黄斑大致正常。

脉象：弦细。

舌象：舌质淡红。

诊断：双眼枣花翳内障。

辨证：肝肾阴虚。

治则：滋补肝肾。

方药：杞菊地黄汤加桑叶16克　黑芝麻15克（每日或隔日1剂）。30剂。

二诊：1964年4月22日。药后双眼视物较前清晰，黑影减少，大便通畅，近日食欲不振。

检查：双眼视力0.9，近视力耶格表右眼4、左眼3。双眼晶状体混浊大致同前，眼底所见正常。脉细，苔薄腻，仍守前方加焦三仙各10克每日或隔日1剂。30剂。

末诊：1964年6月3日：双眼视力自觉很好。

检查：双眼视力1.0，近视力耶格表3。晶状体和眼底同前。

〔**按语**〕　韦老强调对老年性白内障病人早期给予药物治疗十分重要，部分病人即可制止病情发展、延长失明时间，又可提高视力。本病多数属于肝肾不足，精血不能上荣；或年老体弱，肾精日衰，气血两亏，目失濡养所致。治疗时多以滋肝补肾、益气养血为主，辅以退翳明目。

在具体治疗时，对肝肾不足者，常用杞菊地黄汤（丸）、明目地黄汤（丸）；伴有心悸健忘、神烦失眠或年老体弱兼夜卧多梦者，治以补肾宁神为主，方用补水宁神汤加味；畏寒、肢冷、便溏者，治宜温阳益肾，方用附桂八味汤加味；对年老体弱肾精日衰，气血两亏者，治以益气补血为主，常用四物五子汤、人参养荣汤、八珍汤加味；双眼疲困，眼睫无力者，治以益气升阳为主，方用补中益气汤或益气聪明汤。

本病在治疗过程中，经常配服蕤仁内障丸、石斛夜光丸、明目还睛丸、磁珠丸等；脾胃虚弱者，汤药和丸药交替服，特别是磁朱丸，属质重难化之品，脾虚胃弱者不宜服用。如脾胃功能正常，服磁朱丸的方法有三种，第一种方法是加入汤药内同煎，剂量一般是15～25克；第二种方法是捣烂开水冲服上清液，质重下沉之渣对脾胃有损，剂量是10～15克，每日1次；第三种方法是整粒淡盐汤吞服，日服2～3次，每次3克，饭后服。此外，早期白内障病人，眼前有点条状黑影或云雾样暗影时，韦老常加桑麻丸（即桑叶、黑芝麻）菟丝子　五味子　制首乌　凤凰衣　石决明　甦仁　沙苑蒺藜等）以助滋补肝肾，平肝退翳之力。

关于手术治疗，近年来手术方法虽有很大的发展，疗效亦较满意，但任何手术都会或多或少给病人带来精神上或肉体上的痛苦，同时白内障手术后由于无晶体，必须配戴高屈光度凸透镜矫正视力，手术眼失去原有的调节能力，因此，在工作上和生活上都不太方便。所以韦老强调早期用药物治疗。

# 视网膜静脉周围炎

视网膜静脉周围炎多发于20~40岁之间的青壮年，男性多于女性，双眼多于单眼。临床以视网膜和玻璃体反复出血为其特征，故又名青年复发性视网膜和玻璃体出血。本病预后可因出血次数、出血量、吸收情况以及结缔组织部位等的不同而有所差异。

祖国医学对本病的症状早有类似的记载，《张氏医通·七窍门》在“珠中气动”条下写：“视瞳神深处，有气一道，隐隐袅袅而动，状若明镜远照一缕青烟也，……动而定后光冥者，内证成矣”，这是对眼底出血时的生动描述。《审视瑶函·云雾移睛》中说：“此症谓人自见目外有如蝇蛇旗旆蛱蝶绦环等状之物，色或青黑、粉白、微黄，看在于眼外空中，飞扬缭乱，仰视则上，俯视则下也”，有的称为“蝇翅黑花”、“飞蝇散乱”等，都是描写玻璃体混浊包括出血在内的视觉所见。《证治准绳·暴盲症》中记载：“平日素无他病，外不伤轮廓，内不损瞳神，倏然盲而不见也”，描述了包括眼底大量出血所致的视力骤然下降。如因反复出血，视力逐渐减退而致失明者，则属“青盲”症的范畴。

验案（6例）

〔**病例一**〕王某　男　28岁　门诊号：0110。

初诊日期：1957年1月4日。

主诉：右眼视力下降已8个月，失明2个月。

病史：右眼于1956年5月开始视力下降，视物模糊，经某医院诊断为视网膜静脉周围炎，玻璃体出血。两个月前视力急剧下降而失明。经北京某医院治疗不见效来本院治疗。现感偏侧头痛，眉棱骨痛，眼胀不适，精神烦躁。

检查：视力：右眼前手动；左眼1.5，近视力耶格表1。眼底检查，右眼呈红光反射，眼底不能窥见；左眼底正常。

脉象：弦数。

舌象：舌质红。

诊断：右眼暴盲。

辨证：肝有郁热，久而化火，迫血上逆。

治则：清肝泻火，凉血止血，辅以活血化瘀。

方药：瘀血灌睛方加味：生地20克　炒荆芥6克　归尾10克　龙胆草6克　白芷6克　焦栀子6克　黄芩5克　槐花10克　赤芍10克　川连3克　茺蔚子10克　决明子15克　水煎服。

二诊：1957年3月14日。自觉视力进步，眉棱骨已不痛，其他症状同前。患眼瘀血内积已久，瘀血不去，则新血不生。治以活血化瘀，凉血止血。

给桃红四物汤加减：桃仁3克　红花3克　生地20克　赤芍10克　当归10克　茺蔚子12克　白菊花10克　丹皮10克　血竭6克（包煎）炒荆芥10克　炒蒲黄10克（包煎）　三七粉2克（另包分吞）牡蛎15克（先煎）　水煎服。

三诊：1957年4月30日。服药后视力进步，昨晚看文艺节目深夜方睡，自觉很累，今感视力模糊。

检查：视力：右眼0.04；左眼同前。右眼底仍不能窥见。

滋阴益气，活血行瘀，平肝明目。给眼底出血三方加减：黄芩6克　羌活6克　细辛3克　玄参15克　茺蔚子12克　党参10克　茯苓10克　防风5克　生石膏12克（先煎） 淡竹叶5克 车前子10克（包煎） 水煎服。

四诊：1957年5月11日。视力进步，偏头痛已消。右眼视力0.1，近视力耶格表7。仍守前法，原方去黄芩、羌活、细辛，加青葙子12克、黄柏10克，以助滋阴清肝明目之力。

五诊：1957年5月20日。视力进步，眼前有细小黑影飞舞，有时神烦。

检查：视力右0.6，近视力耶格表4；左1.5，近视力耶格表1。右眼玻璃体絮状混浊，视乳头色正，动静脉比例大致正常，周边部静脉末梢除少数血管有白鞘，其他正常。脉细有力，舌质红，苔薄白。肝气不舒故时有神烦；眼前细小飞蚊，证属肝肾阴虚。治宜舒肝解郁，滋补肝肾。给丹栀逍遥散和六味地黄汤隔日1剂，交替服用。1个月后，右眼视力恢复为1.2，近视力耶格表1。右眼底玻璃体轻度混浊，其他正常。再服1个月，以求巩固疗效。

1957年11月16日新感后，右眼底又出血，视力下降至0.08，经服“眼底出血三方”14剂，出血全部吸收，视力恢复1.2。1958年8月18日因连续加班至深夜，兼有感冒，第二次复发（眼底出血），视力下降至0.2，仍以“眼底出血三方”内服1个月后，眼底出血全部吸收，视力恢复为1.2，给服六味地黄汤（熟地易生地）加柴胡、黄柏、白菊、五味子、青葙子以助舒肝解郁、滋阴降火、清肝明目之效，自后未再复发。

〔**病例二**〕 董某 女 23岁 门诊号：0280。

初诊日期：1957年6月13日。

主诉：左眼眼底出血反复发作已3年，失明1

个月。

病史：左眼于1954年6月第一次眼底出血，视力下降，经某医院诊断为视网膜静脉周围炎，自后反复出血多次，一直在某医院治疗，出血未能控制，1个月来，左眼又因眼底出血而视力失明，现左眼胀痛。

检查：右眼视力1.5，近视力耶格表1；左眼视力光感。右眼底正常；左眼底呈红光反射，眼底不能窥见。

脉象：细数。

舌象：舌红少苔。

诊断：左眼暴盲。

辨证：肝肾阴虚，虚火上越，迫血妄行，故反复出血。

治则：滋阴益肾，凉血止血，辅以活血散瘀。

方药：六味地黄汤加味：鲜生地20克 怀山药12克 山萸肉12克 丹皮10克 茯苓10克 泽泻10克 茺蔚子10克 五味子6克 侧柏炭10克（包煎） 牛膝10克 三七粉3克（吞）水煎服。

二诊：1957年7月15日。视力明显进步，右眼视力1.5，左眼已达0.7。其他症状同前。脉细数，舌红少苔。改用滋肝益肾明目之法。方用杞菊地黄汤加味：鲜生地20克 怀山药12克 枸杞子10克 白菊花10克 石决明25克（先煎） 覆盆子10克 青葙子15克 水煎服。

三诊：1957年10月28日。自觉视力正常，无明显不适感。

检查：视力：右眼1.5，左眼1.0。近视力耶格表1（双眼）。右眼底正常。左眼底出血已基本吸收，周边部有两个暗红色陈旧出血斑，其他大致正常。仍守前法，原方去覆盆子，加茺蔚子10克，每日或隔日1剂，连服30剂，并服犀角地黄丸，每次6克，日服2次。

12年后复发：1969年3月11日再诊。

12年来一直工作，眼病未复发，因近来过度劳累，左眼又出血，眼前有黑影飞舞，视物有云雾遮睛，眼胀不适，口咽干燥。

检查：右眼视力1.2；右眼视力0.8。近视力耶格表1（双眼)。右眼底正常；左眼底视乳头色正常，静脉充盈纡曲，末梢静脉多数有白鞘，颞侧有白色渗出物，伴有大片深层出血，直至后极部，黄斑区部分被覆盖，脉弦细而数，舌红少苔。

辨证：神劳过度，心阴亏损，阴虚火旺，血热妄行，邪害空窍。

治则：滋阴降火，凉血止血为主，适加活血行瘀之品。

方药：滋阴降火汤：生地15克　赤芍10克　全当归10克　川芎10克　炒知柏各10克　玄参15克　加槐花10克　淡竹叶6克　丹参10克　木通10克　黄芩10克　水煎服。

1969年4月25日。服药30剂后，自觉症状已消失，视力亦恢复，眼前黑影及云雾样物已不明显。

检查：左眼玻璃体轻度混浊，视乳头色正，视网膜静脉颞上分枝末梢有白鞘伴行，其他已消。出血已全部吸收，黄斑中心凹反射可见。脉细带数，舌红苔腻。

辨证：阴虚血亏。

治则：滋阴养血。

方药：生地15克　川芎6克　白芍10克　当归10

克　车前子15克（包煎）　玄参10克　五味子3克　14剂，水煎服，至今未再复发。

〔病例三〕　兰某　男　34岁　门诊号：15195。

初诊日期：1958年10月10日。

主诉：右眼视力减退已7年，近4个月加重。

病史：右眼1951年2月因眼底出血曾一度失明，经服中药后好转，自后视力差，眼前伴有蚊蝇状黑影移动。今年6月视力明显减退，视物模糊，眼胀不适，眼前黑影增多，如云雾遮睛。曾在北京某医院检查，确诊为视网膜静脉周围炎、玻璃体出血。

检查：右眼视力0.3；左眼视力1.2。右眼玻璃体混浊，视乳头色正，静脉怒张而纡曲，末梢静脉大多有白鞘伴行，沿静脉径路有大片出血，波及后极部，色暗红，黄斑中心凹反射未见；左眼底正常。

脉象：弦细稍迟。

舌象：质淡，苔薄白。

诊断：右眼云雾移睛；右眼飞蝇幻视。

辨证：气阴两虚，肝热血瘀。

治则：滋阴平肝，活血破瘀，益气明目。

方药：坠血明目饮。20剂，水煎服。

二诊：1958年11月21日。药后视力进步，睡眠稍差，其他症状同前。

检查：视力右眼0.5。右眼底部分出血已吸收，其他同前。脉弦细，舌质淡红。证属气虚血瘀，阴虚肝旺。治宜滋阴益气，活血行瘀，平肝明目。

方药：眼底出血三方，加炒枣仁12克、夜交藤15克。20剂，水煎服。

三诊：1958年12月18日。视力进步，惟近日双眼胀痛，口干神烦。

检查：右眼视力0.9，近视力耶格表2。左眼视力同前。眼底：右眼底出血已全部吸收，周边部末梢静脉部分尚有白鞘。脉弦细而数，舌红少苔。证属阴虚火旺。治宜滋阴降火，佐以清肝明目。方药：知柏地黄汤加味：炒知柏各6克　熟地20克　山萸肉10克　怀山药10克　茯苓10克　丹皮10克　泽泻10克　青葙子10克　水煎服，20剂。带方回原地，以巩固疗效。

〔**病例四**〕邵某　男　26岁　门诊号：20434。

初诊日期：1958年11月26日。

主诉：左眼视力减退9个月，失明2个月。

病史：左眼于1959年2月21日视力突然下降，曾在济南某医院住院治疗，住院期间先后反复出血4次，服中药后视力好转，但炎症一直未能控制。同年8月份比较劳累紧张，9月13日第六次眼底出血后失明。现左眼胀痛，右眼前有蚊蝇样黑影，头痛，大便干燥。

检查：右眼视力1.5，近视力耶格表1；左眼视力眼前手动。右眼玻璃体轻度混浊，视乳头色正，筛板可见，边缘清楚，鼻侧周边静脉末梢有白鞘伴行，黄斑中心窝反射弱，周边部其他未见异常。左眼呈红光反射，眼底看不见。

脉象：弦数。

舌象：舌质红。

诊断：右眼飞蝇幻视；左眼暴盲。

辨证：思虑太过，心阴亏损，阴虚火旺而血热妄行，邪害空窍，故暴盲。瘀血灌睛，“不能则痛”故头痛眼胀。

治则：滋阴平肝，活血破瘀，益气明目。

方药：堕血明目饮。7剂。

二诊：1959年1月12日。近来有事，未能及时复诊，上方共服28剂。右眼视物云雾遮睛，左眼前有黑影，有时双眼冒金星。脉细而有力。舌质红，苔微黄较腻。证属肾阴不足，虚火上越，故眼前黑影飞舞，萤星满目。治宜滋阴降火，平补肝肾为主，辅以清肝明目。方药：知柏地黄汤加味：炒知母6克　炒黄柏6克　生地20克　山萸肉10克　丹皮10克　泽泻10克　茯苓10克　怀山药10克　五味子3克　青葙子12克　桑叶10克　珍珠母30克（先煎）　水煎服。

三诊：3月5日。上方共服21剂，近日着急生气，自觉胸闷、神烦、夜卧不安。

检查：视力右眼1.5，近视力耶格表1；左眼$0.6^{+1}$，近视力耶格表$2^{-3}$。右眼玻璃体混浊不明显，鼻侧周边部静脉末梢白鞘已消，黄斑中心窝反射可见。

左眼玻璃体絮点状混浊，视乳头色稍红，静脉稍充盈，迂曲，颞上鼻下静脉末梢有白鞘，沿静脉经路有点片状出血尚未吸收，黄斑中心窝反射不明显。脉弦细数，舌质红，苔微黄。证属怒则气上，肝阳偏亢。治宜舒肝解郁，平肝明目为主，辅以养血安神。

方药：逍遥散加味：柴胡5克　当归10克　白术10克　炒白芍10克　茯苓10克　薄荷3克　生熟枣仁各12克　益智仁6克　生牡蛎25克（先煎）　珍珠母25克（先煎）　白蒺藜10克　7剂。水煎服。

四诊：3月14日。近日颜面灼热感，伴有口干、心跳、寐欠佳、神烦。脉细数，舌质色红少苔。证属阴虚肝旺，心阴不足，心肾不交。治宜养血安神，平肝明目。方药：阿胶四物汤加味：阿胶珠15克　生地20克白芍10克　当归10克　川芎6克　生石决明25克（先煎）　五味子5克　白蒺藜15克　生熟枣仁各12克　朱茯神12克　14剂　水煎服。每晚服补心丹10克。

末诊：1959年3月28日。视力进步，要求回原地服药。近日腰痛，左眼前有蚊蝇样黑影。

检查：右眼视力1.5，近视力耶格表1；左眼视0.9，近视力耶格表$2^{+3}$。右眼屈光间质欠清晰，鼻侧末梢静脉白鞘已消，其他正常。左眼玻璃体轻度混浊，末梢静脉白鞘已消，出血全部吸收，其他正常。证属久病必虚，肝肾两亏。治宜养血安神，平肝明目，滋阴益肾。

方药：①原方加杜仲10克，30剂，每日1剂。②磁朱丸日服3次，每服3克。连续服1个月。

〔**病例五**〕　邢某　男　38岁　门诊号：57455。

初诊日期：1963年5月6日。

主诉：双眼前蝇蝶状黑影飘浮已两年多，伴有左眼视力下降。

病史：1960年3月双眼出现很多黑影，如蝇如蝶，仰视则下、俯视则上，即去北京某医院求治，诊断为双眼视网膜静脉周围炎，双眼玻璃体出血，治疗后好转。1961年又反复出血3次，今年4月第五次出血，左眼视力很差，因经常出血未能控制，请中医治疗。

检查：右眼视力1.2，近视力耶格表1；左眼视力0.07，近视力耶格表7。右眼玻璃体轻度混浊，视乳头色正，边缘清楚，颞侧静脉迂曲，粗细不匀呈串珠状，自后极部至赤道部上下均有大片灰白色机化物，静脉分枝有白鞘伴随，黄斑中心窝反射未见。左眼玻璃体呈大片云絮状混浊，屈光间质模糊不清，呈红色反光，隐约可见静脉怒张、迂曲，且有白鞘伴随，颞侧有大片出血，伴有大片灰白色机化物，其他看不清。

脉象：细稍迟。

舌象：质淡胖而边有齿痕。

诊断：双眼云雾移睛。

辨证：病程二年多，反复出血5次，气阴两虚，肝肾不足，气虚血瘀。

治则：滋阴益气，活血行瘀，平肝明目。

方药：眼底出血三方加黑芝麻12克、桑叶10克、槐花10克，14剂。

二诊：6月3日。药后视力进步，黑影减少，近日尿黄。

检查：右眼视力1.5，近视力耶格表1；左眼视力$0.6^{+3}$，近视力耶格表$3^{-1}$。脉弦细而数，舌苔厚腻。证属湿热内蕴。治疗仍守前法，选加清热利湿之品。方药：原方加六一散3克（包煎），7剂。

末诊1963年8月2日。服上方3剂后小便已清。7剂后眼前黑影减少，视力进步。

检查：右眼视力1.5，近视力耶格表1；左眼视力0.8，近视力耶格表3。右眼玻璃体轻度混浊，视乳头色正，颞侧静脉稍充盈，静脉分枝白鞘已消失，黄斑中心窝反射已可见。左眼玻璃体絮状混浊，静脉稍充盈，出血已全部吸收，颞侧有大片机化物，黄斑部可见大片灰白色机化物和黄白色硬性渗出，中心窝反射隐约可见。脉细稍数，舌质淡赤，苔薄腻。

病情稳定，出血已消，再服原方7剂，巩固疗效。自后未再复诊。

〔病例六〕　芦某　女　23岁　门诊号75289。

初诊日期：1964年6月18日。

主诉：右眼视力减退已3年。左眼视力突然下降3天。

病史：右眼于1961年初视力突然下降，眼前有很多黑影，经北京某医院检查，诊断为眼底出血，住院及门诊治疗后，出血吸收，视力无进步。本月初因事生气，15日左眼视力突然下降，眼前有黑色去雾样物体，经某医院检查，诊断为左眼玻璃体出血，双眼视网膜静脉周围炎，转我院治疗。现感胃脘胀满。

检查：右眼视力0.08，近视力耶格表$6^{-1}$；左眼视力$0.2^{+1}$，近视力耶格表3。双眼散瞳检查，右眼玻璃体絮状混浊，屈光间质模糊，可见部分视乳头色正，部分被机化物遮盖，视网膜静脉怒张，多数静脉周围有白鞘，鼻上至颞下有一斜形条状灰白色机化索条覆盖于部分视乳头和黄斑区，黄斑部及后极部有大片黄白色硬性渗出和灰白色机化物，中心窝反射未见。左眼底呈红光反映，隐约可见视乳头色红，静脉怒张迂曲，静脉周围均有白鞘，末梢部静脉成白线状，沿静脉经路可见大片出血，鼻下方近周边部有大片灰白色机化物，黄斑部未能窥清。

脉象：弦细数。

舌象：质红边有紫斑，苔微黄。

诊断：双眼云雾移睛。

辨证：暴怒伤肝，肝气郁结，久郁化火，血热妄行，邪害空窍；气机不畅而胃脘胀满。

治则：清热降火，凉血止血为主，辅以活血行瘀，理气解郁。

方药：丹栀四物汤加减：生地炭15克 赤白芍各

10 克　当归 10 克　茯苓 10 克　焦白术 6 克　香附炭 10 克　丹皮 10 克　焦栀子 10 克　丹参 12 克　炙甘草 3 克　白及 15 克　每日或隔日 1 剂，连续 30 剂。

二诊 1964 年 8 月 19 日。药后双眼视力均有进步，眼前黑影仍有，但已变小和变浅，脉苔同前。检查视力右眼 0.1，近视力耶格表 $3^{-2}$；左眼 0.1，近视力耶格表 1。仍守前法，原方 14 剂。

三诊 1964 年 9 月 27 日。眼前黑影仍有，近来口干舌燥，腰酸。脉细数，舌质红，苔净少津。证属肝肾阴虚，虚火上炎，故口干舌燥。治宜滋阴降火，平补肝肾。

方药：知柏地黄汤加减：炒知柏各 6 克　生熟地各 15 克　山萸肉 6 克　怀山药 10 克　丹皮 10 克　泽泻 10 克　五味子 10 克　枸杞子 10 克　茯苓 10 克　黄芩 6 克　白芍 10 克　30 剂。每日 1 剂。

末诊 1965 年 1 月 12 日。上药服后左眼视力已恢复正常，右眼近视力较前进步，因事不能及时复诊。

检查：右眼视力 0.1，近视力耶格表 3；左眼视力 1.2，近视力耶格表 1。右眼玻璃体混浊减轻，视乳头色正，边界清楚，视网膜静脉稍充盈，部分静脉末梢尚有白线伴行，黄斑部大片硬性渗出和机化组织同前，中心窝反射未见。左眼玻璃体轻度混浊，视乳头色正，静脉稍充盈，末梢静脉呈白线状，鼻下及黄斑附近均有大片灰白色机化组织，中心窝反射可见，出血全部吸收。原方 30 剂，隔日 1 剂，巩固疗效，防止复发。自后未见复诊。

〔按语〕

1. 韦老对视网膜静脉周围炎主要按祖国医学的血

证论治。根据资料，结合临床辨证和治法，可将本病分为五种类型，现分述如下：

（1）肝经郁热，久而化火，迫血上逆，邪害空窍，治以清肝泻火、凉血止血为主，活血化瘀为辅，用瘀血灌睛方。肝郁气滞，肝火上逆，血热妄行，治宜疏肝解郁、清热凉血，方用丹栀逍遥散；或凉血止血、清热降火为主，辅以活血行气，方用阿胶蒲黄散。

（2）思虑太过，心阴亏损，阴虚火动，热迫血溢，治宜凉血养血、滋阴降火，方用滋阴降火四物汤；阴虚可生火热，火热复伤阴津，循环往来，反复出血，治宜滋阴益气、活血行瘀、平肝明目，方用眼底出血三方或坠血明目饮。

（3）肾阴亏损，肝失滋养，阴虚肝旺而血热妄行，邪害空窍，治宜滋阴降火、平补肝肾，辅以凉血止血、清肝明目，方用知柏地黄汤；如肾阴不足，虚火上越。萤星满目，治宜滋阴补肾，方用六味地黄汤加味。

（4）脾虚气弱，运化失健，血失统摄，血不循经而溢络外，治宜健脾益气、养血止血，方用柴胡参术汤或归脾汤加减；气阴两虚，反复出血，治宜滋阴益气、活血行瘀、平肝明目，用眼底出血三方。

（5）瘀血灌睛，积久不化，治宜活血化瘀为主，养血滋阴为辅，适加理气、清肝、明目之品，方用血府逐瘀汤或桃红四物汤加减；如瘀血不化，反复出血，治以滋阴平肝、活血破瘀为主，辅以益气活血，方用坠血明目饮、眼底出血二方或眼底出血三方。

2. 韦老治疗本病，积极主张中西医结合，亦就是辨证和辨病相结合，根据眼底出血情况，病程长短，主要证候，不同阶段，分别不同治疗。临床主要分为三期：

（1）早期：时间短，眼底出血较多色泽鲜红，证见头痛，目胀，神烦，口干舌燥，脉弦数，舌苔微黄，证属肝热上冲、血热妄行，活宜清肝泻火、凉血止血为主，活血化瘀为辅，适加清肝理气之品，方用瘀血灌睛方或阿胶蒲黄散；如肝火上逆、迫血妄行，则宜舒肝解郁、清热凉血，方用丹栀逍遥散。

如大量出血，阿胶蒲黄散中之生地改用鲜生地，藕节改为藕节炭，重用白茅根剂量25～30克。此外选加槐花、白及、旱莲草、仙鹤草、丹皮、茜草、侧柏叶、地榆等凉血止血；肝阳亢盛，头晕目胀，烦躁易怒，选加石决明、珍珠母、白蒺藜、磁石等平肝潜阳、清热明目；口咽干燥，重用生地，选加玄参、石斛、知母、天花粉、玉竹等滋阴生津、清热降火；口干喜冷饮者重用生石膏。

（2）中期：眼底积血未消，继续出血，血色稍暗，头痛目胀，神烦，大便偏干，脉细数有力，舌红少苔，证属阴虚火旺、迫血妄行，或热迫血溢，治宜凉血养血、滋阴降火，方用滋阴降火四物汤或滋阴降火汤；萤星满目、虚火上越，治宜滋阴降火、平补肝肾为主，辅以凉血止血、清肝明目，方用知柏地黄汤；眼底出血色泽偏暗，反复出血未能控制，治宜活血破瘀、凉血止血为主，辅以滋阴益气，方用眼底出血三方、坠血明目饮或眼底出血二方。选加三七、生蒲黄、丹参、丹皮、归尾、赤芍、桃仁、红花、牛膝、大黄、苏木、血竭、茺蔚子、大小蓟、血余炭、茜草炭、花蕊石等活血散瘀、止血消痛；久病必虚，邪气方盛，正气已衰或虚实互见时，选加党参、白术、黄芪益气摄血；滋阴养血加阿胶、当归、白芍。

（3）稳定期：眼内瘀血经久不化，色暗，出血已静止，证见头痛目胀，脉细有力，舌暗红，治宜活血破瘀、养血滋阴、理气明目，方用血府遂瘀汤或桃红四物汤加减；心慌气短，眼胀神烦，脉细数，舌红少苔，证属气阴两虚，方用柴胡参术汤、坠血明目饮、眼底出血三方或眼底出血四方；选加三棱、莪术破血行气、消积止痛，但三棱、莪术均属峻药，久服能伤正气，宜和党参、白术同用，攻补兼施，标本兼顾；视网膜渗出未吸收，或有增殖改变，选加海藻、昆布、牡蛎、夏枯草等软坚散结；“气为血帅”，“气行则血行”故在治疗过程中，宜加理气之品，韦老在行气药中常加木香、厚朴、砂仁、豆蔻、佛手；理气解郁常用柴胡、郁金、青皮、香附、炒枳实（或枳壳）、玫瑰花；降气药常加沉香、陈皮；久病必虚，久药伤脾，选加党参、白术、怀山药，健脾益气而扶其正。

3. 韦老治疗眼病血证用药经验，对于早期大量出血的病人，临床证候不明显，眼底出血色泽鲜红，不主张单纯凉血止血，因“血得温则行，遇寒则凝”，服凉药太过有留瘀之蔽，一般采用凉血止血、滋阴清热为主，适加活血行瘀理气之品，或清肝泻火、凉血止血为主，活血化瘀为辅。但是活血之药不宜过多，活血太过可以促进出血。在凉血止血药中，常用槐花清热凉血止血，本药适合毛细血管脆性增强或高血压性动脉硬化所致眼底出血，以及视网膜静脉周围炎的眼底出血。白及能补肺止血，适合青年人眼底出血，并认为白及煎汁内服不如研末吞服吸收好、收效快，所以无论寒热，经常用白及。滋阴清热凉血止血常用生地、玄参，因本病多数由于“血热妄行”或“热迫血溢”所致；血热妄行、瘀血灌睛者，经常选用三七，因三七有活血散瘀，止血定痛之功，同时三七止血而无留瘀之弊，对大量出血和反复出血的病人，均为适宜，可研粉每日吞服或冲服2次，3克以上最好装胶囊内吞服。

韦老认为止血药中各种炭类，适合早期大量出血的病人或反复出血不能控制的病人，但药味不宜过多，亦不宜久服，因炭药性燥，久服大量炭药易生燥伤阴化火，引起反复出血，同时强调“善理血者调其气”，本病气滞与血瘀每多同时存在，治疗上除活血破瘀外，同时要行气化滞，故应适当加理气之品，气理则郁解，气行则血行。眼底出血二方和眼底出血三方均有炒火麻仁，本药润肠通便，对于邪气方盛、正气已衰、肠燥津枯之患者较为适宜。

眼底出血原因很多，概括地说，是“血逆气上”，如腑气不畅，能加重出血，火麻仁能使腑气通畅，又无滑泄之弊。腑气通畅，则百脉和顺，有助于凉血止血之力，泻下之功逊于硝黄，但润肠之效又非硝黄所能及，但脾虚便溏者忌用，这是上病下治在眼科的灵活运用。

本病以年青人多发，思想顾虑较重，“思则气结”；“怒则气上”，故宜细心护理，注意调养，防止复发。

## 中心性视网膜脉络膜病变

本病是一种常见的眼底病，多发生于青壮年，男性多于女性，单眼发病较多，亦有双眼受累者。本病预后较好，但易于复发，如复发次数较多，即可有不同程度的视力障碍。

因为本病从内而蔽，外不见证，因此祖国医学将本病归属于“内障”的范畴。但病人自觉症状有视物模糊，视力减退，眼前有暗影，视物变形，视物变色等，所以中医文献上的有关记载，与本病颇为相似。如《证治准绳·视直如曲证》中说：“视直物如曲弓弦界尺之类，视之皆如钩”。清黄庭镜所著《目经大成·视惑论》中有：“此目人看无病，但自视物颠倒紊乱，失却本来面目，如视正为斜……赤为白，大为小”。《证治准绳·视瞻昏渺证》中说：“目内外别无证候，但自视昏渺蒙昧不清也”。以上文献生动地描述了本病视物变形，视物变色，视力模糊等症状。

验案（6例）

〔**病例一**〕 李某 男 42岁 门诊号121492。

初诊日期：1965年12月23日。

主诉：左眼视物不清已两个月。

病史：今年10月开始左眼视物不清，变色，有暗影，经某医院治疗无效而来本院求治。

检查：左眼视力0.6，近视力耶格表4。

左眼视神经乳头色正，筛板可见，边缘清楚，动静脉比例大致正常，黄斑部水肿，伴有黄白色渗出点，中心窝光反射消失。

左眼中心视野比较暗点约10度。

脉象：弦细。

舌象：舌质淡红，苔薄白。

诊断：左眼视瞻昏渺；左眼视瞻有色。

辨证：肝肾阴虚。

治则：滋阴补肾，平肝明目。

方药：六味地黄汤加炒黄芩10克、煅石决明24克（先煎）、青葙子12克、桑叶10克、五味子6克，

7剂。

二诊：1965年12月30日。病情大致同前，上方缺丹皮，用白薇代，再加黄芪15克 每日1剂。

末诊：1965年1月29日。上药共服28剂，药后视力日趋进步，自觉视力已恢复正常，眼前暗影已不明显。

检查：左眼视力1.0，近视力耶格表$1^{-2}$。视神经乳头血管正常，黄斑部水肿已消退，遗有色素紊乱和少许陈旧性渗出，中心窝反射已可见。

左眼中心视野暗点消失。

仍守原方，再服14剂，巩固疗效。

〔病例二〕 张某 男 40岁 门诊号22534。

初诊日期：1974年6月27日。

主诉：右眼视力减退已一个半月。

病史：一个半月前右眼视力减退，视物变形，一直在某医院治疗到现在。现头晕目眩，口干，神烦。

检查：右眼视力0.8，近视力耶格表3。

右眼视神经乳头色正，动静脉比例大致正常，黄斑区水肿，组织混浊，伴有黄白色渗出点，中心反射未见。

脉象：弦。

舌象：舌质稍红。

诊断：右眼视惑。

辨证：肝肾阴虚，相火偏亢。

治则：滋阴降火，辅以和营明目。

方药：知柏地黄汤加车前子10克（包煎）、全当归10克、五味子6克、红花10克、北沙参5克 14剂。

黄斑部水肿已明显减退，尚有细小黄白色渗出点，中心窝光反射未见。弦细。舌质稍红。证属肾水不足，心肾不交。治宜滋阴补肾，养心宁神，活血明目。

方药：生熟地各 10 克　山药 12 克　丹皮 10 克　茯苓 10 克　泽泻 10 克　五味子 6 克　柏子仁 15 克　青葙子 15 克　枸杞子 10 克　茺蔚子 10 克。14 剂。

三诊：1974 年 8 月 24 日。

视物变形已消失，睡眠仍欠佳，心烦。

检查：右眼黄斑部水肿已全部消失，黄白色点状渗出已基本吸收，中心窝反射已可见。脉弦细，舌尖红。证属阴虚内热。治宜滋阴清热，活血安神，清肝明目。

方药：炒知柏各 9 克　车前子 9 克（包煎）茺蔚子 9 克　决明子 15 克　青葙子 9 克　茯苓 9 克　五味子 6 克　炒枣仁 15 克　柏子仁 15 克　丹参 15 克　夜交藤 30 克　枸杞子 9 克。7 剂。

末诊：1974 年 9 月 4 日。药后诸症消失，视力已经正常。

检查：右眼视力 1.5，近视力耶格表 1。

右眼视神经乳头血管正常，黄斑部渗出全部吸收，中心窝反射可见。

〔**病例三**〕 某　男　25 岁　某医院住院号 119907。

会诊日期：1974 年 4 月 18 日。

主诉：左眼视力下降已 4 个多月。

病史：4 个多月来视力减退，视物变色，曾在当地某医院治疗无效而转北京治疗。近来视力模糊，失眠健忘，食欲不振，口唇干燥。

检查：左眼视力 0.3（不能矫正），近视力耶格表 4；右眼视力 1.2，近视力耶格表 1。

右眼底大致正常。左眼视乳头、血管正常，黄斑部水肿，伴有黄白色渗出，中心窝光反射弥散。

脉象：脉细尺微。

舌象：舌淡红。

诊断：视瞻有色；视瞻昏渺。

辨证：肝肾阴虚。

治则：滋益肝肾，养血安神。

方药：生熟地各15克　茯神15克　丹皮10克　泽泻10克　山萸肉10克　丹参10克　茺蔚子10克　枸杞子15克　全当归10克　青葙子10克　炒枣仁15克　炒谷麦芽各10克。

服上药14剂后，视物感到清楚，惟头项及眉棱骨痛，原方加藁本6克、白芷6克。

三诊：1974年5月16日会诊。药后视物变色已消，感到双眼干涩，视物模糊，脉弦细，苔薄，肝肾阴虚，以杞菊地黄汤加柴胡5克，当归、五味子、茺蔚子、北沙参各10克。每日一剂。

四诊：1974年6月13日会诊。服药后视物较前清楚，唯看电影或书报后眼球隐痛，夜寐不安，脉弦细，苔薄，证属阴血不足，法当滋阴益肾、养血安神明目。方药：生地15克　枸杞子15克　女贞子10克　山萸肉10克　炒枣仁15克　白术　芍各10克　蔓荆子10克　葛根10克。

末诊：1974年7月26日。上方服14剂后，视力上升，矫正视力为0.6，近视力耶格表1。眼痛已消，睡眠时好时坏，故原方去茺蔚子加柏子仁15克，同时交替用石斛夜光丸和朱砂安神丸，隔日2次，每次一丸。两周后出院检查为左眼矫正视力1.0，近视力耶格

表1。左眼底视神经乳头、血管正常，黄斑部渗出已全部吸收，中心窝光反射可见但较弥散。改服明目地黄丸和朱砂安神丸每晚各1丸、以善其后。

〔病例四〕 张某 男 36岁 门诊号0716。

初诊日期：1957年12月23日。

主诉：左眼视力反复减退已一年多。

病史：去年十一月发现左眼视力减退，眼前有黑影，经当地医院检查诊断为中心性视网膜脉络膜病变，一个月后复查，发现黄斑部出血，经对症治疗稍有好转。今年4月又出血，来北京某医院住院治疗先后两次达7个月，因黄斑部出血未能控制而来本院求治。现视物变形，视力模糊，眼前有暗影，性急善怒，胸胁胀满。

检查：右眼视力0.1（矫正视力0.9），近视力耶格氏表1。右眼底黄斑部有大片出血，水肿，伴有陈旧性脉络膜病灶，中心窝反射消失。

脉象：弦细。

舌象：色红。

左眼中心视野有10度比较暗点（戴镜检查）。

诊断：左眼视惑症；左眼视瞻昏渺症；左眼视瞻有色症。

辨证：肝郁气滞，化火伤络。

治则：舒肝解郁，凉血止血。

方药：丹栀逍遥散加白及15克、仙鹤草10克、制首乌20克，14剂，水煎服。

二诊：1958年1月9日。服药14剂后自觉症状减轻，视力进步，仍有视物变形，近日纳差。

检查：右眼视力0.2、矫正视力1.0，近视力耶格

表1。视野未查。眼底右眼黄斑部出血已部分吸收，其他同前。脉弦细，苔薄白。证属肝胃不和，仍守原法，辅以和胃之品，方用丹栀逍遥散加石决明15克、桑叶10克、炒谷麦芽各10克。每日1剂。

末诊：1958年3月27日。上方共服25剂，视物变形已消，视力恢复正常，视物清楚，虽然近来工作紧张，但未复发。近来胃纳欠佳，夜卧不安。

检查：右眼视力0.3、矫正视力$1.2^{-4}$，近视力耶格表1。眼底黄斑部中心光反射可见，未见出血，有陈旧性脉络膜病灶。

久病正虚，脾虚气弱，治宜调脾健胃、清肝明目。方药：香砂六君子汤加五味子6克、青葙子10克、决明子15克、白菊花6克、夜交藤30克。14剂。巩固疗效。自后未再复诊。

〔病例五〕郭某　男　19岁　门诊号2689。

初诊日期：1958年2月27日。

主诉：右眼视力模糊已4个月。

病史：半年前因工作紧张，经常熬夜，有时通宵达旦。两个月后，视力疲劳，去年11月发觉右眼视力模糊，眼前黑影。今年2月经某医院诊断为中心性视网膜脉络膜炎。近来眼前有黑影，眼睫无力，视物变形，头晕目眩，疲乏无力，胃纳欠佳。

检查：右眼视力0.5。右眼视神经乳头、血管正常，黄斑部水肿，伴有黄白点状渗出，中心凹反射未见。

右眼中心视野有相对暗点5度、绝对暗点2度。

诊断：视惑；视瞻有色；视瞻昏渺。

辨证：脾虚气弱，清阳不升，浊阴凝聚。

治则：益气健脾，升清降浊。

方药：补中益气汤加白豆蔻6克、山楂9克、炒麦芽15克、生姜1片。10剂。

二诊：1958年3月8日。药后右眼视力恢复到$1.2^{-2}$，胃纳已佳，眼睫有力，头眩、黑花均消。近日因精神受刺激而神烦，腹胀，脉弦，舌质红、苔薄。肝郁气滞、肝脾失和，拟舒肝解郁、调和肝脾，辅以滋阴平肝。方药：逍遥散加熟地15克、枸杞子10克、白菊10克、青葙子10克、石决明25克。

三诊：1958年3月29日。上药服20剂后，视力已恢复正常，有时双眼干涩，腰酸，脉细弦，苔薄。肝肾阴亏。拟滋益肝肾。方药：杞菊地黄汤加白蒺藜、黄芩、青葙子。14剂。

其后随访时视力上升到1.5，眼底黄斑水肿消失，渗出吸收，中心窝光反射可见，中心视野绝对暗点已消，留有半度左右相对暗点。

〔**病例六**〕 计某 男 22岁 门诊号1028。

初诊日期：1956年12月5日。

主诉：左眼视力下降3月余。

病史：3个多月前，左眼视力减退，经北京某医院治疗效果不显。目前左眼视力模糊，眼前有暗影，视物变小。

检查：左眼视力0.1（斜看），右眼视力1.2近视力耶格表1。

左眼视神经乳头、血管正常，黄斑部水肿、伴有黄白渗出，中心窝光反射未见。

脉象：弦细。

舌象：舌质稍红，苔薄。

诊断：视惑；视瞻有色；视瞻昏渺。

辨证：肝肾不足。

治则：滋补肝肾，平肝明目。

方药：杞菊地黄汤，14剂。隔日1剂。

明目羊肝丸30丸，隔日2次，每次1丸，早晚分服，和汤药交替服。

末诊：1957年1月2日。上药服后视物变小已消，暗影亦无，视力已经正常。

检查：左眼视力1.5，近视力耶格表1。左眼黄斑部中心窝反射可见，渗出已吸收，水肿已消退。

［按语］本病主要侵犯黄斑区，多数病人有视力疲劳，发病初期伴有同侧偏头痛。特点是容易复发，所以应及早治疗，控制复发，减少后遗症。

1. 根据韦老的经验，结合临床资料，将本病的辨证、治疗、用药等整理如下：

（1）肝肾阴虚型：目之所以能视万物，审黑白，神光充沛，有赖于肝血的供养和肾精的上乘。肝和肾是血和精的关系，房劳伤精，神劳伤血，肝肾“乙癸同源”，故二者均可相互累及，导致肝肾两脏俱虚。古人有“肝肾之气充则目精采光明，肝肾之气乏则目昏蒙眩晕”的说法。

本型临床上除视觉症状外，全身兼见头晕目眩，耳鸣，失眠多梦，健忘，腰酸盗汗等，脉弦细或细数，舌红少苔。常用杞菊地黄汤或明目地黄汤加减滋肝补肾。兼口干神烦者，为阴虚火旺，可选用知柏地黄汤或加焦栀子、生石膏滋阴降火清热。可同时服犀角地黄丸。

（2）心脾两虚型：心神过劳，心阴亏损，心血不足则血脉空虚。血不养脾则脾失运化，生化之源乏绝，血更亏损，以致心脾两虚，除眼部视觉症状外，全身多见失眠多梦，心悸健忘，眼睫无力，食欲不振，大便溏薄，脉细舌淡。治宜补益心脾，方用人参归脾汤加减。

（3）脾虚气弱型：脾运不健，水湿不化，进而清阳下陷，浊阴乘虚凝聚（渗出）；或水湿上泛于目（水肿）。久病必虚，如视力迟迟不能恢复，兼纳少便溏，头痛绵绵，神疲气短，脉沉细，舌质淡胖、舌边有齿痕者，多为此型。治宜益气升阳为主，辅以调脾健胃，常以补中益气汤或益气聪明汤为基础，适加调脾健胃之品。

（4）肝气郁结型：暴怒伤肝，肝气不舒，目为肝窍，则视物昏蒙。本型除眼部视觉症状外，常伴有头晕、眼胀，神烦易怒，胸胁胀满，食欲不振等症状，脉弦细或弦，舌红苔微黄。治宜舒肝解郁为主，常以丹栀逍遥散为基础，适加平肝、清热明目之品。

（5）血瘀气滞型：病情较久，视力恢复较慢，视力疲劳或眼胀，眼底有陈旧出血未消。常用活血破瘀，软坚散结法治之。方用血府逐瘀汤或桃红四物汤加减。若余邪未尽，正气未复，宜加党参、太子参、黄芪等益气扶正，对防止复发有一定作用。

2. 韦老对本病的辨治，强调辨证与辨病相结合，有的病例除眼部症状外，全身无任何症状，脉平舌正，在治疗上均按“肝肾不足”型治疗，常以六味地黄汤为基础，结合眼底改变，不同阶段给予不同治疗。

早期：眼底黄斑部水肿明显，伴有渗出，中心窝反射消失。

治则：滋阴降火，利水消肿，补益肝肾。

方药：知柏地黄汤加利水消肿药。

中期：眼底水肿减轻，渗出减少，中心窝反射仍未见者。

治则：滋补肝肾为主，辅以益气活血。

方药：杞菊地黄汤或明目地黄丸加清肝明目，益气活血药。

后期：黄斑部水肿已消，或仍有轻度水肿，渗出迟迟不能吸收，或陈旧积血尚未吸收，黄斑部色素紊乱，中心窝反射不明显，视力尚未恢复。

治则：益气升阳为主，配软坚散结、破血消积药。

方药：渗出不吸收，视力尚未恢复者，用补中益气汤或益气聪明汤加海藻、昆布软坚散结。如积血尚未吸收，视力迟迟不恢复者，用桃红四物汤或血府逐瘀汤加三稜、莪术破血消积，适加益气扶正之药。

总之，上述辨证分型和眼底分期，不是执一不变，而是根据自觉症状和全身情况，结合眼底改变，灵活加减，随证选药。

3. 韦老在治疗本病时，习惯选药如下：

眼底水肿明显选加车前子、茯苓、赤小豆、木通、泽泻、通草、地肤子等利水消肿；气虚水肿者，选加党参、黄芪益气利水退肿；脾虚湿困，水湿不化，选加薏苡仁、芡实、苍白术健脾燥湿；虚火上炎，口鼻干燥，选加生地、天花粉、北沙参、石斛、麦冬、五味子、玉竹养阴生津；肺胃有热者，证见口干喜饮，神烦，选加生石膏、生地、玄参、知母、黄柏、栀子、淡竹叶清热降火；如肝热偏重，头痛眼胀、性急善怒加石决明、珍珠母、白蒺藜、菊花平肝明目；头晕眼花则用决明子、青葙子、黄芩、夏枯草、桑叶等清肝明目；积血难吸收者，常加丹参、三稜、莪术、破血消积，用桃仁、红花、归尾、赤芍、茺蔚子、鸡血藤等活血破瘀；渗出难吸收者，选加海藻、昆布、夏枯草软坚散结。恢复期眼前黑花飞舞，或飞蝇幻视、云雾移睛（玻璃体混浊）选加桑叶、黑芝麻、枸杞子、菟丝子、女贞子、五味子、制首乌滋肝补肾明目。

## 渗出性视网膜炎

本病亦称寇莰（Coats）病，是一种较少见又难治的眼底病，多发于青年或儿童，男性较多。通常侵犯单眼，病因尚不清楚。

本病发展缓慢，早期自觉症状不明显，待病变发展视力严重障碍时才被发觉。根据临床症状，本病似与中医的“视瞻昏渺”、“视瞻有色”、“视正反斜”以及“视惑”等证近似。

验案（2例）

〔病例一〕 杨某 男 53岁 门诊号74232。

初诊日期：1964年5月30日。

主诉：右眼视力明显下降已两周。

病史：两周前患者发觉右眼看字是半个，视物变小，眼前有黑影，头目眩晕，耳鸣，两眼干涩，口苦舌燥咽干，尿黄，神烦。

检查：右眼视力0.3$^{+1}$，近视力耶格表1；左眼视力1.5，近视力耶格表1。

右眼散瞳检查，视神经乳头颞侧稍淡，但在正常范围内，筛板可见，边缘清楚，动静脉充盈，颞侧偏下区域视网膜水肿，伴有大片黄白色渗出斑、隆起，位于视网膜血管后，黄斑部有黄白色点状渗出，黄斑下方有硬性渗出，色素较紊乱，中心凹反射不明显。左眼底正常。

脉象：弦细而数。

舌象：色红少津。

诊断：右眼视瞻昏渺；视瞻有色；视大反小症。

辨证：阴虚火旺。

治则：滋阴降火，平肝明目。

方药：加味知柏地黄汤：炒知母6克　炒黄柏6克　生地20克　山药10克　丹皮10克　茯苓10克　淡竹叶10克　泽泻10克　五味子5克　黄芩10克　石决明30克（打碎包煎）　木通6克　车前子10克（布包煎）。

二诊：6月6日。服药7剂，右眼视力明显进步，但较模糊，眼前有黑影，视物仍小，近日右眼有分泌物，纳可，尿黄。

检查：右眼视力1.0，近视力耶格表1（较模糊）。脉弦细，舌质稍红，苔薄黄而腻。仍守原方，7剂。

末诊：6月13日。右眼已无暗影，视力清楚，视物已不变小，其他症状全部消失，唯小便时清时黄。

检查：右眼视力1.0，近视力耶格表1（清楚）。右眼散瞳检查眼底，视神经乳头颞侧稍浅，动脉充盈，视网膜反光较强，颞侧偏下有部分渗出尚未吸收，黄斑下方硬性渗出如前，中心凹反射可见。脉弦细，舌尖稍红。内热未清，余热未尽。仍宗前法，原方14剂，（隔日1剂），未见复诊。

〔病例二〕张某　男　22岁　门诊号62521。

初诊日期：1963年9月5日。

主诉：右眼视力减退已近11个月，近4个月来逐渐加重。

病史：去年十月开始右眼视力减退，今年五月因感冒发烧，病情加重，曾在本市某医院住院治疗，确诊为渗出性视网膜炎，住院期间除对症治疗外，曾作巩膜透热术，因疗效不明显于8月26日出院。

现右眼视物变形，视力差，眼痛，右侧偏头痛，大便溏薄一日二三次，睡眠欠佳，口淡乏味，头晕欲倒。

检查：右眼视力0.1$^{+1}$，近视力耶格表3；左眼视力1.5，近视力耶格表1。右眼散瞳检查眼底，视神经乳头色红，颞侧边缘模糊，动静脉均扩张，迂曲，黄斑中心窝反射未见，从乳头至颞侧整个视网膜可见多处有大片黄白色隆起渗出斑，均位于视网膜血管后，周边部视网膜毛细血管增生和扩张，整个颞侧网膜水肿，呈弥漫放射状反光，下方有两处出血斑。左眼底大致正常。

血沉、华氏反应、胸透、大小便检查均阴性。

脉象：弦细。

舌象：色淡、苔薄腻。

诊断：视惑。

辨证：脾阳不振，血虚受风。

治则：温脾益气，祛风养血。

方药：附子3克　炙黄芪6克　党参10克　丹参10克　白芍10克　生熟地各10克　防风6克　羌活6克　白芷6克　茯苓10克　夜光藤25克　6剂。

二诊：9月11日。服药后视力稍好，其他症状同前，仍守原方加干姜2片　炒麦芽15克　7剂。

三诊：9月18日。上方服后，眩晕已减，唯近来胃脘疼痛，喜温恶寒，泛酸，食欲不振，大便溏薄，日行二三次。脉沉细，舌质淡，苔薄白。证属脾阳不振，血虚气滞，治宜温中散寒止痛，健脾益气养血。方药：

党参10克　炙黄芪10克　附片3克　炒白芍10克　丹参10克　茯苓10克　熟地20克　干姜3克　香附10克　焦三仙各10克　14剂。

四诊：11月2日。上方共服30剂，药后视力进步，辨色已正常，视物稍有变形，外下方尚有暗影，腑气正常，食欲已佳，唯口干神疲。脉弦细，舌质淡，苔薄白。脾阳已充，为防燥烈伤阴动火，原方去附子加甘草3克，隔日一剂。犀角地黄丸，隔日2次，每次1丸，与汤药交替服。

末诊：1964年1月17日。上药服完后视力进步，唯近来双眼干涩，口鼻发干。

检查：右眼视力$0.7^{-3}$，近视力耶格表1；左眼视力1.5，耶格表1。右眼散瞳检查眼底，视网膜水肿基本消失，渗出基本吸收，黄斑部遗有少许陈旧渗出，色素紊乱，中心窝反射可见。脉细数，舌质色红，苔薄。证属肝肾阴虚，治宜滋阴补肾，清肝明目。

方药：杞菊地黄汤加味：杞子10克　茯苓10克　生地15克　山药10克　丹皮10克　泽泻6克　山萸肉10克　黄芩10克。7剂。自后未再复诊。

**〔按语〕** 本病多为进行性，严重者可发生各种并发症，目前尚无特效方法控制其发展。

病例一，年已53岁，韦老认为其肝肾阴虚、脾虚气弱是本，水湿内困，湿浊凝聚，久而化火，阴虚火旺，虚火上炽是标，故投以六味地黄汤以治其本，用知母、黄柏以折其标，复加淡竹叶、木通、车前子清热泻火利尿，以治心烦口苦尿黄，三药并用，有助于消退眼底水肿和渗出，补中有泻，泻中有补，标本兼顾，服药14剂后基本痊愈。病例二是青年，大便溏薄一日二至三解，偏侧头痛韦老辨证是脾阳不振，复感风邪，故用温脾益气治其本，祛风止痛折其标，收效迅速，头痛消失，病情控制，视力恢复。在用药方面，韦老善于抓住主要矛盾，从而有的放矢。温脾用附子助阳燥湿化浊；益气以黄芪补气升阳，利尿消肿，对于各种气虚所致的眼底水肿常用此药。党参补中益气生津，和黄芪同用，补气升阳之力更强。气虚必有气滞，气滞导致血瘀，选用丹参活血行瘀消肿。患者药后痛消，但喜温恶寒，胃痛泛酸，食欲不振，改用温中散寒、益气健脾之法，原方去祛风之药加香附理气解郁止痛，和干姜、白芍同用，药力更强。因附子有燥烈伤阴动火之弊，故再方去附子。最后因肝肾阴虚而用杞菊地黄汤补其不足。

## 视网膜色素变性

本病是一种视网膜色素上皮的原发变性，具有遗传基础，双眼同时受累。其特点为夜盲及视野缩小，直至失明。

祖国医学文献《诸病源候论·雀目症》中有："人有昼而睛明，至瞑则不见物，世谓之雀目"的记载。清代黄庭镜《目经大成·阴风障》中指出："大道行不去，可见世界窄，未晚草堂昏，几疑天地黑……此症世呼鸡盲，一名雀盲。本经曰，阴风障至晚不见，晓则复明，盖元阳不足之病……变内障者有之，变青盲者亦有之"。对于本病的证治和预后均有阐述。祖国医学由于历史条件的限制，不能观察眼底变化，根据望诊和问诊，结合本病的转变过程，对于夜盲、视野缩小，最后视力丧失等症状作了生动的描述。《审视瑶函·高风障症》："高风俗号是鸡盲，为类朱鸡夜不明，因损元阳真气弱，亦能致祸勿言轻，能知变理，不治自宁，不知戒忌，何止双盲，阴阳否塞为中满，不久魂飞入北溟。”

韦老认为本病属于“高风雀目内障”的范畴，是眼科的疑难眼底病变。目前现代医学尚缺乏较好办法，而中医根据病情，辨证施治对本病的控制发展及提高视力有一定作用。

验案（2例）

〔病例一〕 彭某 男 19岁 门诊号3260。

初诊日期：1962年6月7日。

主诉：双眼夜盲已15年。

病史：15年前，患者四岁时发现从地上拣东西困难。10年前，患者九岁时晚上走路经常摔跤。五年前在北京某医院检查，确诊为视网膜色素变性，曾用组织疗法和其他对症治疗半年无效，来本院求治。

现黄昏视力较差，晚上看不见路，经常摔倒，视界狭窄，视力疲劳，头晕眼干，神烦眠纳尚可，二便调。

既往史：出生后有佝偻病，3岁时小便色白且混浊如米泔水，经治疗后好转，以后经常鼻衄。

家族史：父母非近亲结婚，兄妹中无同样疾病。

检查：视力：双1.2，近视力耶格表1。

双眼屈光间质清晰，乳头色蜡黄，边界清楚，动脉细，黄斑中光凹反射可见，视网膜赤道部可见散在骨细胞样及条样色素沉着，右眼较左眼多，伴有灰白色圆形小点，边界整齐而清楚，脉络膜血管可透见。

脉象：细。

舌象：舌质稍红。

诊断：双眼高风雀目内障。

辨证：脾虚气弱，清阳下陷，兼有肝肾阴虚。

治则：益气升阳为主，兼以平肝益肾明目。

方药：①人参补胃汤合决明夜灵散加减：党参10克　蔓荆子10克　炒白术10克　炙甘草3克　炙黄芪6克　黄柏5克　石决明25克　夜明砂25克（包煎）14剂。

②黄连羊肝丸　每日一丸（10克）。

二诊：1962年7月5日。药后视物较前清楚，视疲劳及头晕等症状已减轻，鼻衄二次。脉细，舌质稍红。

周边视野向心性缩小，用10毫米白色视标检查，右上下及鼻侧均为30°、颞侧80°，左上下及鼻侧均为30°、颞侧50°。

仍以上方去黄芪加白蒺藜12克、谷精草10克，以助平肝明目之效，每日同服黄连羊肝丸一粒。

末诊：1963年9月26日。一年多来，一直断续服上方，去年8月下旬开始，夜盲明显好转，现在晚上有灯光能看见东西，亦能走路；没有灯光亦能走路，视界范围已扩大。去年9月份已复学，将去外地学习，改服丸剂。

方药：人参养荣丸、石斛夜光丸、明目地黄、明目还睛丸，每次一丸，交替服用，每日服两种。

1964年10月9日复查时，双眼视力1.5，近视力耶格表1。视野基本正常，周边视野右上40°、下45°、鼻侧50°、颞侧90°，左上45°、下50°、鼻侧50°、颞侧90°，眼底同前。仍按前法，服药1个月，以巩固疗效。

〔**病例二**〕　潘某　男　25岁　门诊号9182。

初诊日期：1958年8月5日。

主诉：双眼夜盲10多年。

病史：8年前开始晚上看不清东西，行走困难，白天正常。7年前开始眼前出现飞蝇幻视，夜盲加重。曾在北京某医院治疗，确诊为双眼视网膜色素变性，因疗效不明显来本院治疗。

家族史：双方父母及祖父祖母均非近亲结婚，兄弟中无同样眼病。

检查：视力双0.1，矫正视力双0.7，近视力耶格表1。

双眼视野向心性缩小在15度范围内。

屈光间质清晰，视乳头色蜡黄，视盘较正常人小，边缘清楚，血管狭窄，黄斑中心凹反射可见，视网膜赤道部有骨细胞样色素沉着。

脉象：细。

舌象：舌质淡红，舌苔薄白。

诊断：双眼高风内障；双眼视近怯远症。

辨证：脾虚气弱，肝血不足，虚火上越，脉道阻滞，清窍失养。

治则：益气升阳，清肝明目。

方药：①人参补胃汤加减：党参12克　炙黄芪15克　黄柏6克　蔓荆子10克　炒白芍10克　炙甘草5克　夜明砂12克（包煎）　谷精草12克　每日1剂。

②黄连羊肝丸每日一丸。

末诊：1959年4月4日。自觉视力增进，夜盲现象明显好转，晚上在外边行走比治疗前好多。脉细，舌质淡红、苔薄白。

检查：双眼视力0.4，矫正视力1.2，双近视力耶格表1。双视野向心性缩小在25度范围内，眼底大致同前。原方加减：人参补胃汤加石决明 25 克（先煎）、夜明砂 15 克（包煎）、白蒺藜 12 克、五味子 3 克，继续服用，以巩固疗效。自后未再复诊。

**〔按语〕** 韦老认为本病属肝肾不足，脾虚气弱，脉道阻塞，清窍失养，精明失用，因而夜视不清，视界狭窄。根据气行则血行的理论，治以益气升阳为主、平肝清肝、益精明目为辅。主要方剂是人参补胃汤合决明夜灵散，加谷精草、白蒺藜等以助清肝明目之功，配五味子加强滋阴生津之效，并服黄连羊肝丸清肝养血明目。同时选服石斛夜光丸、明目地黄丸、明目还睛丸等补肝益肾明目。

视网膜色素变性两例患者，经韦老用上法治疗后，例一视力恢复正常；视野基本恢复正常。例二矫正视力恢复正常；周边视野扩大 10°。说明中医中药对本病的部分病例提高视力，扩大视野，控制病情发展有一定的作用。



## 视神经乳头炎

本病起病急剧，可于数天内引起视力高度下降，甚至失明。发病初期，前额或眼球后疼痛和压迫感，当视力下降严重时，疼痛症状反见消失。如双眼视力完全失明，则瞳孔散大，对光反应消失，如尚有一部分视力，瞳孔大小正常，仅对光反应不持久。视野有中心暗点或旁中心暗点，象限性缺损或向心性缩小等改变。预后较差。

祖国医学多以视力和视觉症状而划分病名，若起病急剧，中心视力急剧下降或突然失明，则称“暴盲”症；视力逐渐下降，视物模糊者称“视瞻昏渺”；如有视野改变者，称“视瞻有色”症。明代傅仁宇《审视瑶函·暴盲》中说：“平素别无他症，外不伤于轮廓，内不损乎瞳神，倏然盲而不见”。同书对“视瞻昏渺”的描述是“目内外无症候，但自视昏渺蒙昧不清”。明代王肯堂《证治准绳·视瞻有色症》中有：“目凡视物有大片，甚则通行，当因其色而别其证以治之”的记载。

验案（2例）

〔病例一〕 文某 女 12岁 门诊号70309。

初诊日期：1959年4月24日。

主诉：双眼视力急剧下降，伴有眼球胀痛半月余。

病史：4月初，感冒发烧后双眼视力模糊，眼胀痛。11日双眼视力急剧下降，仅有光感。12日双眼视力光感消失。在某医院检查，诊为“急性球后视神经炎”，本月14日在某医院住院治疗，确诊为“急性视神经乳头炎”。经治疗效果不明显，而转本院治疗。现仍头痛眼胀。

检查：双眼视力眼前指数。双眼瞳孔稍大，对光反应较迟钝。双眼底视乳头充血色红、边缘模糊不清，乳头水肿隆起约2个屈光度；周围网膜有放线样水肿，鼻上及颞侧有点条状出血；视网膜静脉扩张，动脉无明显改变，黄斑部及周边部所见范围未发现异常。

脉象：弦。

舌象：质红而苔薄白。

诊断：双眼暴盲。

辨证：肝经郁热，风邪外侵，玄府郁滞。

治则：舒肝解郁，活血破瘀为主，辅以平肝明目。

方药：丹栀逍遥散加茺蔚子6克，石决明12克，五味子2克。7剂，水煎服。

二诊：1959年5月4日。药后视力提高，眼胀已消，惟口眼发干。

检查：双眼视力0.2，近视力耶格表$7^{+1}$。脉细而稍数。舌质稍红、少苔。证属热病伤阴，肝肾阴虚。治宜滋肝补肾明目。方药：杞菊地黄汤加减：枸杞子6克 菊花3克 熟地10克 山药6克 丹皮2克 茯苓6克 泽泻6克 五味子5克 桑叶3克 青葙子10克 7剂。水煎服。

三诊：1959年5月11日。服药后视力明显进步，全身无明显不适。

检查：双眼视力$0.6^{+2}$，近视力耶格表$4^{+2}$。

原方去青葙子加女贞子10克，熟地加重为15克，以助滋阴益肾之效。14剂。水煎服。

末诊：1959年5月25日。视力已正常，有时视物模糊。

检查：双眼视力1.2，近视力耶格表1。双瞳孔大小反应均正常，视野未查。双眼底视乳头色淡，边缘稍模糊，水肿消退，出血吸收，动静脉比例大致正常，黄斑中心凹反射可见，周边部正常。

仍以滋补肝肾为治则。杞菊地黄汤7剂，巩固疗效，停止治疗。

〔**病例二**〕 赵某 男 18岁 门诊号799062。

初诊日期：1959年11月2日。

主诉：右眼视力减退已半年，左眼视力减退3周。

病史：今年4月份工作很累，当时曾多次着急生气，右眼视力突然减退，经某医院治疗好转，但视力未能恢复正常，一直在0.7～0.8之间。左眼于3周前复因生气后视力急剧下降，伴眼球、眼眶痛、左侧偏头痛。

检查：右眼视力0.7，近视力未查；左眼视力一尺指数，近视力因视力太差不能查。

右眼底视乳头颞侧苍白，边界清，动静脉比例正常，黄斑中心凹反射不明显，周边部未见异常。

左眼底视乳头色红，水肿隆起，边界模糊不清，乳头周围网膜伴有点条状出血，视网膜静脉扩张，黄斑部中心光反射可见，周边部未见异常。

脉象：弦细。

舌象：舌质红，苔微黄。

诊断：右眼视瞻昏渺；左眼暴盲。

辨证：暴怒伤肝，肝气郁结，气机不畅，脉络受阻而暴盲。

治则：舒肝解郁，活血破瘀为主，辅以平肝明目。

方药：丹栀逍遥散加珍珠母15克、桑叶5克、夜明砂12克（包煎）、五味子3克。14剂，水煎服。

二诊：1959年11月30日。上方共服20剂，自觉左眼视力已恢复正常。右眼视力较前进步，睡眠好，纳可，二便调，头眼痛已消，眼眶有时隐痛。

检查：右眼视力0.7，左眼视力1.2。双眼近视力未查。

原方加生熟地各15克、党参10克。14剂，水煎服。

末诊：1959年12月28日。上方只服13剂，现双眼视力自觉正常。右眼眶有时隐痛。

检查：右眼视力1.2，近视力耶格表1；左眼视力1.0，近视力耶格表1。

眼底检查右眼大致正常，左眼视乳头色稍淡，水肿已消，出血已吸收，其他大致正常。脉沉细。舌质淡嫩。证属余邪未尽，正气已衰。治宜益气升阳为主，辅以滋阴清肝明目。方药：补中益气汤加枸杞子12克、生熟地各15克、夜明砂15克（包煎）、五味子3克、桑叶5克。服7~14剂。巩固疗效，停止治疗。

〔**按语**〕 暴盲的原因很多，韦老认为归纳起来，主要有以下三方面：温热病高烧抽风后，余热未尽，肝经郁热，玄府热闭，风邪外侵，邪热阻窍或脉道受阻，精气不能上荣；暴怒或忧思过度均能导致肝气郁结，气机不畅，肝窍郁闭，目失荣养；暴饮暴食或荣役过度均易伤脾气，可致“气脱者目不明”。虽然病因不同，后果则一，均属暴盲。

《审视瑶函》用丹栀逍遥散治疗“怒气伤肝，并脾虚血少致目暗不明”的暴盲症。按古人经验，结合自己的临床实践，韦老认为丹栀逍遥散对暴盲症确实有效，但在治疗过程中，由于年龄、体质的差别，病机可以转化，故不能执一不变，应按辨证灵活运用。上述两例患者，初诊时均投以丹栀逍遥散，病例一外加茺蔚子、石决明、五味子以助活血破瘀、平胆滋阴明目之力。服药7剂，视力稍有进步，但双目干涩，证属肝肾阴虚，改用杞菊地黄汤滋肝益肾，选加女贞子以助益肾明目之效。服药13剂，视力恢复正常。病例二为肝气郁结型，服丹栀逍遥散33剂，视力恢复正常。因病后余邪未尽，正气已衰，故以补中益气汤扶正祛邪，外加枸杞子、二地、夜明砂、五味子、桑叶助以清肝益精，滋阴明目之效，而善其后。可见，在治疗中，因人制宜，因病制宜，辨证论治，是非常重要的。

# 球后视神经炎

视神经炎是一个概括性总称，系指发生于视神经任何部位的炎症，如炎症开始于球后视神经阶段，乳头正常或仅有轻微充血性改变，则称为球后视神经炎。本病多发于青壮年，儿童亦不少见，而老年人则发病率较少。根据发病缓急，可分急性与慢性两种。

本病的临床特点是：急性者中心视力急剧下降，甚至完全失明。如光感完全消失则瞳孔扩大，对光反应消失；如尚有部分视力，其瞳孔大小虽然正常，但对光反应不能持久（瞳孔颤动）。眼球压痛感或眼球转动痛，亦有眼眶深部钝痛，甚或偏头痛。视野随损害部位不同而有中心暗点，旁中心暗点，象限性缺损或向心性缩小等改变，其中尤以中心暗点最为多见。慢性者视力逐渐下降，轻症预后较好，重症预后较差，但一般都留有不同程度的视乳头变淡或萎缩。三分之二患者为双侧性，儿童患者双眼发病率高达90%左右。



本病视力急剧下降而失明者，属于中医“暴盲”范畴；视力逐渐减退而失明者，则属“青盲症”；若视力减退或视物模糊，眼前有中心暗点者，属“视瞻昏渺”、“视瞻有色”症。

验案（6例）

〔病例一〕 阿某 男 25岁 门诊号885063。

初诊日期：1959年12月4日。

主诉：双眼视力减退11个月，伴有头痛及眼球转动痛。

病史：今年1月初双眼视力逐渐减退，经某医院检查，诊断为球后视神经炎，验光不能矫正，伴有头痛绵绵，过劳加重。眼球转动痛，视物晃动。纳少身倦。

既往史：病前曾过度疲劳，每服脂肪类食物即感消化不良。

检查：右眼视力0.1，近视力表不能读；左眼视力0.2，近视力表不能读。双眼验光不能矫正。双周边视野向心性缩小5°~8°。双眼底大致正常。

脉象：沉细。

舌象：舌质淡白。

诊断：双眼视瞻昏渺；双眼视瞻有色。

辨证：面色萎黄，脾虚气弱，中气不足，清阳下陷。

治则：益气升阳为主。

方药：补中益气汤加枸杞子12克。7剂，水煎服。

二诊：1959年12月11日。服上药后视力进步。纳食增加，头痛消失，唯眼球仍痛，有时神烦。

检查：右眼视力0.3；左眼视力0.3。脉细无力。舌质淡白。仍以原方加石决明15克（先煎）夜明砂15克（包煎）。14剂，水煎服。

末诊：1959年12月28日。上方共服10剂，视力已恢复正常，眼痛及神烦均已消失，精神佳，舌质稍淡。病已基本痊愈，再与原方7剂。

**〔病例二〕** 沈某 男 26岁 病历号2306。

初诊日期：1952年1月8日。

主诉：双眼视力减退1个月。

病史：去年12月初感冒后，发现看灯光不亮，看黑板模糊不清，经某医院诊断为球后视神经炎，治疗后视力稍有好转，但疗效不显著而转本院治疗。就诊时视物不清，眼球转动时疼痛，眼前有暗影。食欲不振。

神烦。

检查：右眼视力0.5$^{-2}$，左眼视力0.6$^{-1}$。

双眼视野中心相对暗点5度左右。

双眼视乳头大小色泽正常，动静脉稍充盈，黄斑中心凹反射可见，周边部未见异常。

脉象：弦细而数。

舌象：舌质较红，苔薄。

诊断：双眼视瞻昏渺；双眼视瞻有色。

辨证：肝经郁热未尽，气机不畅，升降失序，精血不能上承，肝胃不和。

治则：平肝解郁，健脾和营，适加清热降火之品。

方药：柴胡参术汤加减：石决明24克　青葙子15克　枸杞子12克　焦栀子10克　白菊花10克　当明10克　丹皮6克　白芍10克　柴胡5克　白术10克　茯苓15克　甘草3克　10剂　水煎服。

二诊：1952年2月13日。药后视力进步，因感冒曾服辛凉解表药。现眼球隐痛，腹胀肠鸣。

检查：右眼视力0.8$^{+2}$，左眼视力1.0。脉细而无力。舌质稍红。外感后服辛凉剂过多，伤及脾阳，使中气不足，清阳下陷，精气不升。治宜益气健脾，温中散寒。

方药：香砂六君子汤加吴茱萸6克　生姜2片　7剂。

三诊：1952年2月23日。服上药后腹胀肠鸣已消，视力较前明显好转。

检查：右眼视力0.9$^{+2}$；左眼视力1.2。脉细而稍数。舌质淡红。久病气阴两虚，清窍失养而眼球隐痛。治宜益气升阳、滋阴平肝。补中益气汤加石决明15克白蒺藜10克　熟地15克。14剂，水煎服。

四诊：1952年3月19日。视力已恢复正常，有时头眼隐痛，兼有头晕。

检查：右眼视力$1.2^{-3}$；左眼视力1.2；双眼近视力耶格表1。仍按前法补中益气汤加熟地24克　玄参15克　枸杞子10克　白菊花10克　10剂，水煎服。

末诊：1952年4月2日。上述证状全部消失。视力双眼$1.2^{+2}$，近视力耶格表1。中心视野右眼尚有1度相对暗点，左眼中心暗点全部消失。双眼底视乳头颞侧稍浅，其他正常。给明目还睛丸15袋，日服3次，每服6克。未再复诊。

〔**病例三**〕　王某　女　50岁　门诊号71334。

初诊日期：1964年4月10日。

主诉：右眼视力急剧下降已半个月。

病史：半个月前右眼胀痛，伴有右侧偏头痛，眼前有暗影，恶心，纳少，失眠，大便干，经某医院确诊为急性球后视神经炎，治疗无效而来本院。患肺结核，现仍服雷米封和P·A·S。

既往史：1960年左眼曾患同样眼病，经服中药好转。

检查：右眼视力0.1，近视力耶格表不能见；左眼视力0.9，近视力耶格表$4^{+3}$。

双眼压5.5/6＝14.57毫米汞柱。

视神经乳头颞侧色淡，右眼尤为明显，边缘清楚，生理凹陷稍大，动静脉比例大致正常，中心凹反射可见，周边部未见异常。

脉象：弦数。

舌象：舌质红，苔微黄。

诊断：双眼视瞻昏渺；右眼视瞻有色；双眼视远怯近症。

辨证：患者有肺结核，阴虚火旺，风邪外侵，风火相煽，上乘目窍，故眼痛及偏头痛；肝胃不和而纳少，泛恶，夜寐不安，腑气燥结而大便干。5天内防剧变。

治则：祛风止痛，平肝和胃。

方药：偏正头痛经验方加味：防风6克　荆芥6克　木瓜6克　蝉蜕3克　苏叶5克（后下）　黄芩6克　甘草5克。5剂，水煎服。

二诊：1964年4月16日。视力继续下降，自觉头目疼痛，眼球转动痛。

检查：右眼二尺半手动；左眼$0.9^{-1}$，近视力耶格表4。脉弦数。舌质红，苔微黄。证属风热未解，邪热伤阴。治宜滋阴降火，祛风止痛。

方药：原方加熟地30克　焦栀子10克　玄参15克　14剂，水煎服。

三诊：1964年4月30日。视力进步，眼前暗影变淡，泛恶已消，胃纳佳，大便通畅。

检查：右眼视力0.1，近视力耶格表7；左眼视力1.0，近视力耶格表$3^{-1}$。

右眼周边视野正常，中心视野相对暗点5度；左眼视野正常。脉滑数。舌苔白腻。证属湿浊内蕴，气机不畅。治以芳香化浊，祛风利湿为主。

方药：暑湿头痛验方加减：藿香10克　佩兰10克　滑石10克　生炒苡仁各12克　黄芩5克　菊花5克　防风6克　羌活6克　白芷6克　细辛3克　白蒺藜12克　木贼草10克　甘草3克　14剂，水煎服。

四诊：1964年5月27日。上方共服23剂，右眼视力明显进步，近日口眼干涩。

检查：右眼视力0.2，近视力耶格表6；左眼视力1.0，近视力耶格表3。脉细数。舌红少津。肝肾阴虚。滋补肝肾为主，辅以清肝明目。

方药：①杞菊地黄汤加减：枸杞子10克　菊花6克　熟地12克　怀山药10克　丹皮10克　茯苓10克　泽泻10克　当归6克　白芍10克　桑叶6克　青葙子12克。10剂，水煎服。

②明目还睛丸，每日2次，每次5克。

末诊：1964年6月8日。视力已正常，眼前暗点已消。

检查：右眼视力$1.0^{-4}$，近视力耶格表5；左眼视力$1.0^{+3}$，近视力耶格表3。

右眼中心视野相对暗点已消。眼底大致同前。

给明目还睛丸10袋，一日3次，每次6克，温水送服，以善其后。

〔**病例四**〕　黄某　男　7岁　门诊号114841。

初诊日期：1965年9月18日。

代诉：双眼视力减退半年多。

病史：半年前视力减退，曾去某医院散瞳验光，无法矫正，双眼视野较狭，诊断为球后视神经炎，目前仍在某医院对症治疗。现脘腹胀满，食欲不振。

检查：双眼视力0.2，近视力耶格表7。双眼周边视野向心性缩小约15°。

双散瞳检查，眼底大致正常。

脉象：细数。

舌象：淡红少苔。

诊断：双眼视瞻昏渺，双眼视瞻有色。

辨证：血虚肝郁，肝脾不和。

治则：疏肝养血，调和肝脾，辅以清肝明目。

方药：丹栀逍遥散加减：柴胡 5 克　当归 10 克　丹皮 6 克　炒栀子 6 克　炒白术 10 克　炒白芍 10 克　茯苓 10 克　菊花 6 克　枸杞子 10 克　青葙子 10 克　砂仁 3 克　7 剂　水煎服。

二诊：1965 年 9 月 25 日。服上药后视力明显进步。

检查：右眼视力 $1.0^{-1}$，近视力耶格表 1；左眼视力 $0.7^{+3}$，近视力耶格表 4。仍按原方，继服 7 剂。

末诊：1965 年 10 月 4 日。代诉：双眼视力已恢复正常。

检查：双眼视力 1.2，近视力耶格表 1。

视野：大致正常。双眼底正常。停止治疗。

〔病例五〕 魏某　男　4 岁　门诊号 80809。

初诊日期：1959 年 5 月 15 日。

代诉：双眼失明近一个月。

病史：今年 4 月中旬患流感高烧，抽风 3～4 天，昏迷不醒，经某医院确诊为中毒性脑炎，服中药好转，醒后双目失明。现大便稍干。

检查：双眼视力光感。双眼瞳孔中等度大，对光反应迟钝。双眼底视乳头色正，边缘清楚，动静脉、黄斑大致正常。

脉象：弦数。

舌象：舌质红，苔薄白。

诊断：双目暴盲。

辨证：温热病后余邪未尽，热留经络，玄府郁滞而暴盲，肝风上扰清窍而瞳神散大。

治则：疏肝解郁为主，辅以平肝熄风、滋阴明目。

方药：逍遥散加石决明 10 克　夜明砂 6 克（包煎）　枸杞子 6 克　五味子 3 克　钩藤 6 克。14 剂，水煎服。

二诊：1959 年 6 月 1 日。服药后瞳孔已缩小，视力有进步，能见眼前手动。证属肝风已熄，玄府郁滞未解。宜疏肝解郁、清肝明目法。

方药：原方去钩藤，五味子，每日 1 剂，水煎服。

末诊：1959 年 7 月 13 日。上方共服 38 剂，视力已恢复，能看见地上蚂蚁。

检查：一尺远能拣取粟粒大白纸屑。双眼底视乳头色浅，颞侧明显。

停药观察，定期复查。

〔病例六〕　王某　男　4 岁　门诊号 130140。

初诊日期：1966 年 2 月 22 日。

代诉：双目失明已 2 周。

病史：患儿半个多月前高烧，昏迷、抽风，呕吐，经某医院确诊为“流脑”，抢救清醒后至今双目失明，双耳失聪，口噤。

检查：双眼视力光感。双眼瞳孔对光反射存在。双眼底大致正常。

脉象：细数。

舌象：舌质红，苔薄。

辨证：余热未解，肝窍郁滞，络脉受阻。

治则：舒肝解郁，开窍明目。

方药：验方逍遥散加味：柴胡 6 克　当归 10 克　白术 10 克　白芍 10 克　茯苓 10 克　丹皮 6 克　甘草 5 克　炒栀子 10 克　菊花 6 克　枸杞子 10 克　麦冬 6 克

石菖蒲6克。7剂，水煎服。

二诊：1966年3月2日。服药后已能讲话，听觉有进步，自己可以拣取较大物品。脉细数，舌苔薄。仍服原方，20剂。

末诊：1966年3月24日。听觉和讲话已恢复正常，左下肢较软弱。

检查：双眼视力一尺半远能拣取3毫米大的红色小珠。双眼底正常。病后气血耗损，筋骨失养，故下肢软弱。嘱再服原方10剂，巩固疗效，并服健步虎潜丸每日一丸。

〔**按语**〕韦老将本病大致分为四种类型。

1. 肝有郁热或肝气郁结，均可导致玄府郁闭，目失荣养，治以舒肝清热为主，活血破瘀为辅，方用丹栀逍遥散为主，随症选药。

2. 脾气虚弱或病后气阴两虚，清阳下陷，清窍失养，治宜益气升阳，滋阴明目，方用补中益气汤为主，适加滋阴益肾明目之品。如脾胃虚寒，腹胀肠鸣，治宜益气健脾、温中散寒，方用香砂六君子汤为主，适加温中散寒之品。

3. 素质阴虚火旺，或肝火郁结者，风邪易侵，风火相煽，上犯自窍，头眼剧痛或偏头痛者，治宜祛风止痛为主，滋阴降火为辅，方用偏正头痛方加减。如湿热内困，气机不畅，邪浊阻窍而身重头沉者，改用芳香化浊、祛风利湿法，方用暑湿头痛验方加减。

4. 肝肾阴虚，双眼干涩，治宜滋肝补肾明目为主，适加清肝明目之品，以杞菊地黄汤或明目地黄汤加减，并服明目还睛丸、犀角地黄丸、石斛夜光丸。阴虚火旺，口干神烦较重者，改用滋阴降火法，以知柏地黄汤或滋阴降火汤为主。虚烦少寐者，则以三仁五子汤养血安神、补益肝肾。

竭视苦思，用眼过久，视力疲劳，眼珠疼痛者，属于久视伤血，肝血不足，风邪乘虚而侵，血不养睛而睛珠疼痛；治宜养血祛风止痛为主，常用当归养荣汤加蔓荆子每获显效。

随症选药方面，凡是眼底病，常用枸杞子、决明子、青葙子清肝益精明目；平肝明目选用石决明、白蒺藜、珍珠母；郁热阻络，不通则痛，适加茺蔚子、丹皮、丹参活血行瘀而明目；韦老常用夜明砂，清肝益精明目，并经常和石决明配用（决明灵散），提高视力、治疗夜盲有很好疗效，雀目症常用此药加谷精草而获显效；热伤阴液，大便困难，常用生熟地、玄参、麦冬、火麻仁、决明子等滋阴润便，特别是温热病后虚实互见之患儿，既可攻实，又可防虚，祛邪而不伤正，可谓一举两得。

## 小儿视皮质盲

皮质盲为各种因素所致的大脑皮质视觉中枢损害而引起的双目全盲，其临床特点是：视力黑蒙，眼底正常，瞳孔对光反应正常。清·刘耀先《眼科金镜·青盲症》中描述："青盲之症不痛不痒，不红不肿，瞳神不大不小，并无别之颜色，依然与好眼一般，只是不能睹物……"。同书又指出："小儿青盲眼，此症极危险，盖因病后热留，经络壅闭，玄府精华不能上升之故……疹后余热未尽，得是病者不少……以速急治，缓则经络郁久，不能治疗"。根据中医文献，小儿皮质盲应属中医"青盲"症的范畴。同时对本病的症状、病因、以及预后都有生动的描述。并指出本病应及时治疗，否则很难恢复。

验案（4例）

〔病例一〕 马某 男 1.5岁 门诊号209724。

初诊日期：1959年6月1日。

母代诉：双眼失明近一月。

病史：5月初高烧抽风，原因不明，第四天双目失明。病前能走，现下肢瘫痪。

检查：双眼视力黑蒙。瞳孔对光反应正常。眼底正常。

脉象：弦数。

舌象：舌质淡红。

诊断：双眼青盲。

辨证：血虚肝郁，双目失养。

治则：舒肝解郁，养血活血，平补肝肾。

方药：验方逍遥汤，14剂。

二诊：1959年6月15日。药后视力进步，二尺远手电筒，一尺远铅笔均能迅速抓取。脉舌同前，前法进取，原方加决明夜灵散（石决明、夜明砂），14剂。

末诊：1959年6月29日。药后视力恢复正常，能从床上抓取粟粒大纸片，5~6丈远看到父亲时，表情、动作敏捷。

检查：双眼视力二尺远拣取2×2毫米大红、白两色纸团。瞳孔对光反应正常。眼底正常。

仍守前法，原方14剂、巩固疗效、停止治疗。

〔病例二〕 王某 男 4岁 门诊号130140。

初诊日期：1966年2月22日。

母代述：患儿双眼失明已两周。

病史：患儿二周前因患流脑曾昏迷，抽风，高烧、呕吐、愈后双目失明，双耳失聪，口噤，下肢无力。

检查：双眼视力黑蒙。双瞳孔对光反应存在。眼底正常。

脉象：细数。

舌象：舌红苔薄。

诊断：双眼青盲。

辨证：血虚肝郁，脉络受阻，清窍失充。

治则：舒肝解郁，养血活血，芳香开窍。

方药：丹栀逍遥散去薄荷加菊花 6 克，枸杞子 10 克，麦冬 6 克，石菖蒲 6 克。7 剂。

末诊：1966 年 3 月 24 日。上方 7 剂后已能讲话，听觉恢复，亦能看见较大物体，又服 14 剂，前后共服 21 剂，现视力基本恢复正常，语言、听觉恢复正常，惟下肢欠灵。

检查：双眼视力一尺半远捡取 3 毫米大红色小珠。眼底正常。

辨证：目已还明，久病正虚，肝血不足，下肢欠灵。

治则：前法进取。

方药：①原方 14 剂，隔日一剂，巩固疗效。

②健步虎潜丸，每日一丸（9 克）。

〔病例三〕　马某　女　6 岁　门诊号 205787。

初诊日期：1967 年 6 月 27 日。

父代诉：患儿双眼失明已 8 天。

病史：患儿持续三天高烧 39℃以上，烧退后发现双目失明，晚上看不见灯光。

检查：双眼视力黑蒙，瞳孔对光反应存在，眼底正常。

脉象：弦数。

舌质：色红苔薄。

诊断：双眼青盲。

辨证：血虚肝郁，脉络受阻。

治则：舒肝解郁，养血活血，平补肝肾。

方药：验方逍遥汤，3剂。

二诊：1967年7月1日。父代述：服药第二天开始看见碗杯等较大物体，现能慢慢走路。

脉象：浮细而数。

舌象：舌红，苔薄白。

方药：仍守原法，原方加苏叶3克，另包后下，疏风散表。5剂。

末诊：1967年7月27日。上方5剂后已能看到米粒大东西。去除苏叶续服14剂。现从地上可以捡起缝针，自已穿针线，家长要求回去，近日有痰。

检查：双眼视力二尺远捡起1×1毫米大红白二色细珠。眼底正常、脉舌同上。

方药：原方加五味子6克、白僵蚕6克，覆盆子6克以助滋阴益肾，熄风化痰之效。14剂（隔日一剂）、巩固疗效。

〔病例四〕　赵某　男　4岁　某医院会诊。会诊日期：1959年5月29日。

代诉：双眼失明已2周。

病史：5月14日患儿突然高烧，伴有抽风，24小时后双目失明。现烦躁不安，用手揉眼，喜哭爱闹。

检查：双眼视力黑蒙，瞳孔散大约7毫米。对光反应存在。双眼底正常。

脉象：细而稍数。

舌象：舌红少苔。

诊断：双眼暴盲。

辨证：肝郁气滞，肝阳偏亢，肝风上扰。

治则：舒肝解郁，养血活血，平肝熄风。

方药：验方逍遥汤加五味子3克、石决明10克，水煎服。7剂。

二诊：1959年6月5日。代述：药后双眼视力似能辨物，但不准，其他症状减轻。

检查：用手逗眼已有瞬目反应，并摇头生气。双眼瞳孔约5毫米左右，对光反应存在。脉舌同前。

仍守前法，原方14剂。

末诊：1959年6月19日。代述：患儿已能看到地上爬行的蚂蚁，并从地上捡起头发丝。

检查：双眼视力一尺远捡取桌上1×1.5毫米蓝白二色纸团。双眼瞳孔大小正常，双眼底正常，脉细稍数，苔净。

原方续服7剂，停止治疗。

〔**按语**〕 韦老认为本病无论是“风温”、“暑温”或其他原因所致，发病不同，其根则一，在治疗上守方很重要。

温热病后、热留经络，玄府壅滞，脏腑精华不能上升充养于目而为“青盲”或“暴盲”。目为肝窍，肝经郁滞，脉络受阻，治疗应舒肝解郁、养血活血。上述四例皮质盲患儿，均以舒肝解郁、养血活血为主，平补肝肾或平肝熄风为辅的法则，自始至终用验方逍遥汤或本方加味，既治疗眼病，又兼顾全身，标本兼治，视力恢复正常，全身情况亦得到改善。

## 视神经萎缩

视神经萎缩是由神经胶质纤维增生和血循障碍而导致的视神经纤维的退行性病变。这是一种慢性进行性眼底疾病。多发生于青壮年。临床特点是视力逐渐减退最后终至失明；眼底视乳头颜色变淡或苍白；视野向心性缩小或呈扇形缺损，有的无暗点，有的可有相对或绝对暗点。早期可无自觉症状，直至中心视力及色觉（先红后绿）发生障碍时才被注意。

中医学由于历史条件的限制，历代文献中，均无眼底变化之描述。但对视力障碍和视野改变的观察，则有比较详细的记载。我国文史书中很早就有近似本病的描述，如《诗经·大雅》的“灵台篇”谓“矇瞍奏公”注解说：“有瞳子而不能见物的称为‘蒙’。”早在唐朝《龙木论》一书中，将眼病分为内障和外障两大类。凡肉眼所能看到的眼病均属外障眼；如肉眼不能看到的一些眼内病变，多属内障范畴。随着医学的发展，历代医家对本病的视觉症状有较为生动的描述。《证治准绳·视瞻昏渺症》中谓：“目内外别无症候，但目视昏渺，蒙昧不清也。”《审视瑶函·青盲症》中云：“目内外并无障翳气色等病，只自不见者，是乃玄府幽深之源郁遏，不得发此灵明耳。”同书又曰：“青盲者，瞳神不大不小，无缺无损，仔细视之，瞳神内并无些小别样气色，俨然与好人一般，只是自看不见，方为此症；若少有气色，即是内障，非青盲也。”《证治准绳·视瞻有色症》中谓：“乃目凡视物有大片，甚则通行，当因其色而别其证以治之，若见青绿蓝碧之色，乃肝肾不足之病，”“若视有大黑片者，肾之元气大伤，胆乏所养，不久盲矣。”可见，本病是逐渐进展的。“视瞻昏渺”属证之轻者，外观无翳障气色，和好眼一般，病人视力减退、模糊；“青盲症”已属病情严重，外观俨如好眼，而病人双眼已失明。“视瞻有色症”是指在视觉中有大片模糊不清之外，重则整个视野均模糊不清，但模糊程度有轻有重，即“青绿蓝碧”诸色分分，严重者眼前大片黑色。以上描述，和现今所称之中心相对暗点和绝对暗点等视野改变近似。

本病的发病原因很多，《证治准绳·视瞻昏渺症》中指出:“有神劳，有血少，有元气弱，有元精亏而昏渺者，致害不一”，“凡人年在富强，而多丧真损元，竭视苦思，劳形纵味，久患头风，素多哭泣，妇女经产损血者”。《素问·金匮真言论》曰:“东方青色，入通于肝，开窍于目”；《素问·五脏生成篇》亦曰:“肝受血而能视”。《景岳全书·卷二十七》中说:“肝肾之气充，则精彩光明；肝肾之气乏，则昏蒙眩晕。”综合文献记载，说明本病和肝肾不足，气血虚弱有直接关系。

验案（6例）

〔病例一〕 侯某 男 18岁 门诊号333。

初诊日期：1956年5月19日。

主诉：双眼视力减退已二年多。

病史：左眼于1954年2月开始视力减退，一个月后，右眼视力相断减退，曾在当地及北京某医院住院治疗无效，视力继续减退，来本院治疗。眼前有暗影，神烦。

检查：视力：双眼0.01，近视力耶格表7。双眼周边视野正常，中心视野相对暗点约10度（10毫米大红、白视标检查）。双眼视神经乳头颞侧色泽苍白，边缘清楚，筛板清晰可见，动脉较细，黄斑中心窝反射弱，周边部未发现异常。

脉象：弦细。

舌象：舌质稍红，苔微黄。

辨证：阴虚肝旺，证见神烦。

治则：滋阴益肾，平肝明目，适加活血行瘀之品。

方药：熟地25克　女贞子10克　五味子5克　草决明25克（先煎）　滁菊6克　白蒺藜10克　桑叶5克　茯苓10克　川芎5克　茺蔚子10克　怀山药10克　隔日一剂，水煎服。

二诊：1956年12月3日。上方隔日一剂，共服90剂，自觉视力进步，眼前仍有暗影，但较前缩小。右眼视力0.2，左眼视力0.1，双眼近视力耶格表4。脉弦细。证见气短神疲纳差，仍用滋补肝肾法。

方药：①六味地黄汤加减：熟地25克　怀山药10克　丹皮6克　茯苓10克　萸肉6克　五味子6克　黄芪6克　党参15克　天冬6克　炒神曲12克　全当归10克　苍术6克　14剂，每日一剂。水煎服。

②黄连羊肝丸　每日服10克。

三诊：1957年3月7日。上药共服30剂，药后视力明显进步，能看书报，但视力疲劳。

检查：右眼视力0.6，左眼0.1。双眼视乳头色泽全部苍白，尤以颞侧明显，左较右重，黄斑中心窝反射弱，周边部所见范围未发现异常。仍守前法。原方去萸肉，加枸杞子10克，隔日一剂。

四诊：1957年6月22日。药后视力显著进步，右眼1.2，左眼0.4。因感冒曾一度停药，现胸腹胀满，神疲食少，头晕目眩，脉弦细，舌质淡红。证属玄府郁滞未解，久病本虚。治宜疏肝解郁，辅以养阴益气，滋补肝肾。

方药：①柴胡6克　当归10克　炒白芍10克　焦白术10克　茯苓10克　炙甘草5克　制首乌25克　党参12克　麦冬10克　五味子3克　30剂。水煎服。

②犀角地黄丸90克　每日10克，服完为止。

末诊：1957年8月10日。右眼视力已恢复正常，左眼视力显著进步，相对暗点已缩小，劳累后眼有不适感。脉细稍弦，舌质淡红，苔薄白。给服杞菊地黄丸、明目地黄丸、补中益气丸，三药交替服用，日服2次，每次10克。至1958年4月30日，右眼视力1.5，左眼视力1.0，双眼近视力耶格表1，中心视野暗点消失。停止服药。

〔**病例二**〕　张某　男　27岁　门诊号2594。

初诊日期：1958年2月11日。

主诉：双眼视力减退，逐渐加重已一年半。

病史：1955年因患肺吸虫病用氯化奎宁治疗，时间较长。1956年8月开始视力减退，1957年3月以后逐渐加重，停用奎宁，视力继续下降，1957年11月转北京某医院治疗，确诊为奎宁中毒性视神经萎缩，对症治疗无效。现视力模糊，眼胀痛，视野狭窄，兼有腹胀。

检查：右眼视力$0.6^{+4}$，近视力耶格表2；左眼视力0.5，近视力耶格表2。双眼屈光间质清晰，视乳头较小，色蜡黄，边缘清楚，动静脉显著狭窄，黄斑中心窝反射右眼未见，左眼可见，整个视网膜色调污秽，色素紊乱。视野呈管状，向心性缩小在二度半范围内。

脉象：细数。

舌象：舌质稍红，苔微黄薄腻。

诊断：双眼视瞻昏渺，双眼视瞻有色。

辨证：玄府郁滞；肝胃不和。

治则：疏肝解郁，理气和胃为主，适加精肝益肾明目之品。

方药：柴胡10克　当归10克　白芍10克　白术10克　茯苓10克　丹皮10克　炒栀子10克　青木香3克　豆蔻仁5克　五味子10克　枸杞子10克　14剂。水煎服。

二诊：1958年3月22日。药后症状同前，近日口眼发干，脉细数，舌红少津。证属肝肾阴虚，虚火上炎。治宜滋阴生津，补益肝肾。

方药：①杞菊地黄汤加味：枸杞子10克　菊花6克　熟地25克　怀山药10克　山萸肉10克　茯苓10克　泽泻10克　丹皮10克　麦冬10克　玄参12克　水煎服，隔日一剂。

②明目地黄丸隔日二次，每服10克，与汤药交替服用。

三诊：1958年7月7日。药后视力较前清楚，视野扩大，停药两个月。近来胃痛而遇寒更甚。

检查：视力双眼1.0，近视力耶格表1。周边视野已扩大10°，脉细，舌淡红，证属脾胃虚寒，治宜温中散寒，补益肝肾。

方药：六味地黄汤加杞子12克　建曲10克　炒白术10克　干姜3克　青木香3克　白蔻仁5克　30剂。隔日一剂，水煎服。

末诊：1958年10月6日。自觉环形暗点仍有，但视野范围增宽，视力已恢复正常，惟双眼有时隐痛。

检查：双眼视力1.2，近视力耶格表1。双周边视野扩大20度左右。双眼眼底大致同前。脉细。舌质淡，体胖。证属久病气阴两虚，气虚则清阳下陷，目失濡养。治宜益气升阳，滋补肝肾。

方药：①补中益气汤加味：炙黄芪10克　党参10克　白术10克　升麻5克　柴胡5克　陈皮10克　当归10克　炙甘草5克　青葙子12克　枸杞子12克　桑叶10克　以助清肝明目之力。30剂。隔日一剂水煎服。

②明目地黄汤　熟地25克　怀山药10克　丹皮10克　茯苓10克　泽泻10克　山萸肉10克　柴胡10克　当归10克　五味子10克　30剂。隔日一剂水煎服。

以上两方带回原地交替服用，以求巩固疗效。

〔**病例三**〕　葛某　女　33岁　门诊号2692。

初诊日期：1958年2月25日。

主诉：右眼失明，左眼视力下降已两年多。

病史：1955年12月工作时头部剧烈震动后而头痛、呕吐，经当地医院诊断为蛛网膜下腔出血，住院治疗后全身情况好转，但右眼失明，左眼视力甚差。一个月前突然头痛，呕吐，大小便失禁，昏迷不醒，即在北京某医院住院抢救，诊断为蛛网膜下腔出血，请某医院眼科会诊，诊断为右眼视神经全部萎缩，左眼部分视神经萎缩，建议中医中药治疗。

现头痛剧烈，头晕、眼球疼痛，大便干燥，全身酸软，不能单独走路，不能多说话，烦躁，神智尚清。

检查：右眼视力无光感，左眼视力0.1$^{+1}$，近视力耶格表不能见。双眼瞳孔散大，右眼对光反射消失，左较迟钝。右眼视神经乳头全部显著苍白，边缘清楚，动静脉显著狭窄，黄斑中心凹反射消失，周边未见异常；左眼视乳头颞侧苍白，动脉细，动静脉比例为1:2，黄斑中心凹反射未见，其他大致正常。

脉象：弦细。

舌象：右质红稍暗，苔微黄而薄腻。

诊断：右眼青盲，左眼视瞻昏渺。

辨证：头部震动，络脉受损，血瘀脉内，脉络受阻，清窍失养。

治则：疏肝解郁，养血活血，滋补肝肾。

方药：丹栀逍遥散加首乌20克　枸杞子10克　熟地5克　牛膝10克　7剂，水煎服。

末诊：1958年3月3日。药后左眼视力进步，头晕头痛消失，自己能走路，亦可多说话，其他症状均已减轻。检查右眼无光感，左眼视力0.5，眼底同前。脉弦细，舌质红，苔微黄。仍守前法，原方每日一剂。至1958年3月31日，左眼视力1.0，近视力耶格表1；右眼视力1米手动，症状全消，改用明目地黄丸和补中益气丸交替服用，巩固疗效。

〔**病例四**〕朱某　女　21岁　某医院病历号476566。

会诊日期：1959年4月17日。

主诉：双眼视力逐渐减退已九年。

病史：双眼于1950年开始视力减退，逐渐加重，诊断为双眼视神经萎缩，曾在其他医院治疗无效。长期月经不调，2月一潮，神烦眠差。

检查：双眼视力0.4，近视力耶格表5。

检影右眼+1.00S　+0.25C×90°=0.4（不能矫

正）；左眼 +0.75S　+0.25C ×60°=0.4（不能矫正）。双眼视乳头全淡，颞侧苍白，视网膜动脉细，其他大致正常。右眼周边部视野向心性缩小 5 毫米白色视标在 12°范围内，5 毫米红色视标在 7°范围内；左眼周边视野白色向心性缩小 7°范围内，红色 3°范围以内。血华氏反应（–）。

脉象：沉细而数。

舌象：色较暗，苔薄。

诊断：双眼视瞻昏渺。

辨证：肝郁气滞，升降失常，精血不能上荣，目失濡养。

治则：舒肝解郁，养血活血为主，适加滋阴清肝明目之品。

方药：验方逍遥散加味：当归 10 克　焦白术 6 克　甘草 3 克　柴胡 6 克　丹皮 6 克　茯苓 12 克　炒栀子 6 克　白芍 10 克　川芎 3 克　生熟地各 15 克　白菊 6 克　枸杞子 10 克　桑叶 10 克　每日或隔日服一剂。

二诊：1959 年 10 月 12 日。上药共服 90 剂，双眼视物较前清晰，双眼视力 0.6。月经已正常，惟头晕目眩，脉细无力，稍数，舌红少津。证属阴虚肝旺，故头晕目涩，治宜滋补肝肾，辅以平肝明目。

方药：杞菊地黄汤加味：枸杞子 10 克　菊花 6 克　生地 15 克　熟地 15 克　怀山药 10 克　丹皮 10 克　茯苓 10 克　泽泻 10 克　山萸肉 10 克　嫩钩藤 10 克　明天麻 6 克　珍珠母 25 克　每日一剂，共服 18 剂。

三诊：1959 年 11 月 2 日。药后症减，但时好时坏，舌稍红苔薄，脉细。仍以平补肝肾为主，佐以清肝明目。

方药：明目地黄汤加味：柴胡6克　当归10克　五味子3克　熟地15克　怀山药10克　山萸肉10克　丹皮10克　茯苓10克　泽泻10克　白菊6克　枸杞子10克　青葙子10克。每日一剂，共服两个月。

四诊：1959年12月4日。双眼视力已显著进步，晚上已能看书，有时头痛眼痛绵绵，伴有耳鸣。脉细稍数，舌质稍淡，苔白腻。

检查：双眼视力0.9，近视力耶格表2。眼底大致同前。证属久病气虚，清阳下陷，清窍失养。治宜益气升阳，聪耳明目。

方药：益气聪明汤加味：党参10克　黄芪10克　升麻6克　葛根10克　蔓荆子10克　炙甘草5克　黄柏6克　白芍10克　川芎3克　五味子5克　枸杞子12克，每日一剂。

末诊：1959年12月25日。自觉正常。右眼视力1.0，左眼视力1.2，双眼近视力耶格表1。双周边视野检查全部正常。双眼底大致同前。停止治疗。

〔**病例五**〕张某　女　27岁　某医院病历号75753。

会诊日期：1959年11月6日。

主诉：双眼视力减退3个月。

病史：今年8月初曾感冒发烧，伴有偏头痛。15天后左眼视力急剧下降，5天后右眼视力相继减退，当即在本市某医院眼科住院治疗，本月1日出院。现视力继续减退，头痛绵绵，右眼胀痛，睡眠、纳食均差，懒动少言。

既往史：发病前工作很紧张，有过度劳累史。

检查：右眼视力0.5，近视力耶格表2；左眼视力0.7，近视力耶格表2。双视乳头色泽全部苍白，边缘清楚，动脉细，动静脉比例为1:2，其他大致正常。双眼周边视野白色视标在20度以内，红色视标在10度以内；双眼中心视野约有10度比较暗点。

脉象：细而有力。

舌象：质淡红，舌体胖。

诊断：双眼视瞻昏渺；双眼视瞻有色。

辨证：脾虚气弱，中气不足，清阳下陷，清窍失养。

治则：益气升阳为主，辅以清肝明目。

方药：补中益气汤加味：柴胡3克　升麻2克　归身10克　白术10克　陈皮5克　党参12克　黄芪10克　炙甘草3克　蔓荆子3克　生石决明15克（先煎）夜明砂12克（包煎）枸杞子12克　五味子5克　川芎3克　14剂。

二诊：1959年11月20日。服药后视力明显进步，暗影已不明显。

检查：双眼视力1.0，近视力耶格表1。双眼底大致同前。脉细，舌质淡，舌体稍胖。仍守前方加减。方药：补中益气汤加桑叶6克　石决明15克（先煎）枸杞子10克　7剂。

末诊：1959年11月27日。双眼视力已恢复正常，眼前暗影已消。

检查：双眼视力1.2，近视力耶格表1。眼底大致同前。双眼周边视野已基本正常，中心暗点已消，停止治疗。

〔**病例六**〕　屈某　男　28岁　门诊号962435。

初诊日期：1960年6月8日。

主诉：右眼外伤后视力减退近两个月。

病史：两个月前被电车轮胎碰伤右侧眉额，现工作时间稍长则感头痛，失眠。

检查：右眼视力0.2，近视力耶格表4。试镜右眼+0.75S=0.5；散瞳检影+1.25S=0.5$^{-2}$。左眼视力1.5，近视力耶格表1。右眼周边视野向心性缩小，5毫米白色视标在40度范围以内，红色视标在10度范围以内。中心视野有10度左右之红白比较暗点，左眼视野正常。右眼视乳头颞侧色淡，其他大致正常；左眼底大致正常。

脉象：弦细。

舌象：舌质淡红，苔薄白。

诊断：右眼视瞻昏渺、视瞻有色。

辨证：撞击伤目，脉络受损，精血受阻，目失所养。

治则：益气升阳，滋补肝肾。

方药：①补中益气丸，50克。

②明目地黄丸，50克。

每次各服10克，日服2次。

二诊：1960年7月6日。药后视力进步，右眼视力0.4，脉弦细，舌质淡红，苔薄白。证属气阴两虚，以补中益气丸、杞菊地黄丸或明目地黄丸，每日两种药交替服用。至1960年12月21日，右眼视力0.8，近视力耶格表1。因工作劳累，全身乏力，头晕，下肢浮肿，懒言少动，纳、眠均差，脉濡细，舌淡苔腻。证属心脾两虚，兼水湿内困，治宜补益心脾、健脾利湿。

方药：党参10克　枸杞子10克　赤小豆10克　炒白术10克　茯苓10克　炙甘草3克　陈皮3克　砂

仁3克　大枣8枚（打）　炙远志5克　炒枣仁20克　青木香3克　香附5克　炙黄芪10克　隔日或3日一剂。同时服人参归脾丸，日服2次，每服10克。

末诊：1961年2月6日。上症悉消，自觉视力和视野正常。

检查：右眼视力1.0，近视力耶格表1。右眼周边视野已正常，中心暗点已消失，停止治疗。

〔**按语**〕我科自1956年开始，在学习韦老经验的基础上，对视神经萎缩进行临床研究，通过多次总结，证明中医中药对本病确有较好的疗效。

韦老对本病总的治则是“滋补肝肾”，“益气升阳”，“舒肝解郁”，“养血活血”。目为肝窍，瞳神属肾，凡是瞳神内部的慢性眼底疾患，多数以补益肝肾为主，以杞菊地黄汤或明目地黄汤为基础，随症加减。同时在治疗中要重视脾胃，脾为后天之本，生化之源，久药易伤脾，过劳易伤气，脾虚气弱，中气不足，直接影响精血的上承和清窍的充养，所以常用补中益气汤而扶其本。撞击伤目，脉络受阻或肝气郁结，均可导致肝窍郁闭而精血不能上承，目失濡养，常以丹栀逍遥散加减，舒肝解郁而通利玄府。养血活血常以四物汤为基础，韦老对四物汤的应用范围较广，对于气血两亏兼见肝肾不足者，常用四物五子汤，如遇久视伤血，血不养睛而睛珠痛者，则以当归养荣汤治之。在随症选药方面，常加枸杞子，制首乌。枸杞子有补肾益精明目之功，适用于肝肾阴亏之病人，而韦老对肝肾不足者，气虚阳虚阴虚均用枸杞子，甚至其他类型亦加枸杞子，对提高视力确实有效。制首乌有补益肝肾、滋阴养血之效，在滋阴明目方面，常加首乌以助药力。

# 儿童视神经萎缩

儿童视神经萎缩多数为脑炎、脑膜炎、外伤、营养不良、球后视神经炎、视乳头水肿等多种病变所后遗，还有些患儿病因不明。临床特点是双眼发病率高，多数为双眼全盲。本病包括在中医"青盲"的范畴，尚有部分视力者，则属"视瞻昏渺"。祖国医学有近似本病的记载。《诸病源候论·小儿杂病篇·目盲候》有："眼无障翳，而不见物，谓之青盲"的记载。随着医学的发展，历代医家对本病的认识亦逐渐深刻。1920 年刘耀先所著《眼科金镜·青盲症》中指出："小儿青盲眼，此症极危险。盖因病后，热留经络，壅闭玄府，精华不能上升荣养之故，此时民国甲子，患疹后余热未尽得是病者不少，症之起不疼不痒，不红不肿，如无症状，只是不能睹物，盲瞽日久，父母不知为盲。以速速急治，缓则经络郁久，不能治疗"。上述文献对小儿青盲的症状，病因以及预后的描述较为生动和详细。同时可以推知，儿童单眼视力减退或失明，不易被觉察，直至病情严重，双眼失明，父母才发觉，这和临床资料完全符合。现将各种不同病因所后遗的儿童视神经萎缩验案，整理如下。

## （一）结核性脑膜炎后（4 例）

〔病例一〕　白某　女　3 岁　门诊号 2108。

初诊日期：1958 年 1 月 8 日。

代诉：双目失明 4 个月。

病史：4 个多月前，因结核性脑膜炎发烧抽风后而双目失明。曾在某医院住院治疗无效。现神烦，多语，左手不能活动，下肢强直，不能站和走，午夜盗汗，手足乱动。

检查：双眼视力无光感。

双眼瞳孔散大约6毫米，对光反应消失。

双眼底视神经乳头大小正常，色泽苍白，动静脉均细，黄斑中心窝反射可见，周边部未发现异常。

脉象：细数。

舌象：舌质红。

诊断：双眼青盲。

辨证：血虚肝郁，玄府郁闭，目失濡养。

治则：疏肝清热，活血养血，益气滋阴。

方药：逍遥散验方加浮小麦18克 熟地15克 牛膝3克 大枣6个 14剂。

二诊：1958年2月3日。多语已减，扶墙能站，二便困难，爱哭。病后津液亏损，“无水停舟”，故大便困难，心热移于小肠，故小便赤热而涩痛。治宜滋阴生津，补益肝肾。

方药：杞菊地黄汤加女贞子6克，夜明砂9克，谷精草6克，石决明9克，当归6克。10剂，水煎服。

三诊：1958年2月12日。上方共服19剂，大便通畅，一日一解，视力进步，已能走路。治宜疏肝解郁，滋阴益肾。

方药：验方逍遥散加熟地9克，26剂。

末诊：1958年4月25日。患儿远近视力已正常，行动活泼。

检查：能捡取桌上头发丝及1.5×1.5毫米大的纸屑。眼底：双眼大致同前。脉细，舌质淡红。证属久病正虚，面色微黄，神光恢复，尚需扶正固本。治宜益气升阳，补益肝肾。

方药：补中益气汤加枸杞子9克、夜明砂6克（包煎）。10剂，水煎服。停止治疗。

〔病例二〕巴某　男　3岁　门诊号45458。

会诊日期：1962年5月14日。

代诉：双目失明一个月。

病史：患儿3月23日开始发烧，自后精神不佳，烦躁，夜卧不安，纳差。3月28日高烧呕吐。4月初开始抽风，昏迷不醒，经儿童医院住院抢救好转，进一步检查，确诊为结核性脑膜炎（晚期）。4月10日发现双目失明。5月11日经某医院眼科会诊，诊断为双眼球后视神经炎；双眼早期视神经萎缩；右眼内斜。转请韦老会诊。

检查：双眼视力黑朦。瞳孔散大，对光反应消失。眼底视乳头颞侧色浅，动脉稍细。体温37℃至38℃之间，神烦不安，头项强直，双手颤抖，下肢瘫痪。瞳神散大。口噤。

诊断：双眼青盲。

辨证：肝经风热型。

治则：清透少阳，扶正祛邪为主，辅以平肝熄风定惊。

方药：①小柴胡汤加减：柴胡6克　黄芩3克　党参2克　甘草2克　茯苓2克　石决明12克　白僵蚕6克　全蝎3克　木瓜3克　麦冬2克　9剂。

②紫金锭6克，日服2次，每服一克。

二诊：1962年5月24日。低烧37.2℃，神烦已消，头项已软，双手已不颤抖，稍能站立。其他同前。

检查：双眼有神，瞳孔中等度大，对光反应迟钝，光感不确。眼底大致同前。脉弦细，舌质红、苔薄白。

少阳表邪已透，肝风已减，但余热未尽。治以疏肝解郁为主，辅以平肝熄风，健筋活络。

方药：①丹栀逍遥散加减：柴胡3克　当归3克　白芍3克　茯苓2克　白术3克　甘草2克　薄荷2克　焦栀子4克　丹皮3克　白僵蚕3克　牛膝4克　全蝎2克　木瓜3克　石决明12克　7剂。

②紫金锭日服2次，每服一克。

三诊：1962年6月1日。药后视力明显进步，可以辨认母亲，手不震颤，拉着能走，但腿发抖。

检查：双眼瞳神大小已正常，对光反应灵敏，能看到较大物体。脉数，苔净，仍按前法。

方药：①原方去全蝎、僵蚕加枸杞子6克　夜明砂9克（包煎）　伸筋草5克　牛膝改6克　7剂。

②紫金锭日服2次，每服一克。

末诊：1962年6月9日。视力明显进步，近日下午腹泻，消化不良，有时白天易凉。扶着能走，下肢震颤。

检查：双眼同看，可捡取桌上2×2毫米大红白二色纸片。双眼视乳头色泽已正常，动静脉比例正常，黄斑中心窝反射可见，周边部未发现异常。脉细数。舌质淡红、苔薄白。肝血不足，筋骨失养，下肢颤抖，病后调护失宜而腹泻。治宜：原法进取。

方药：丹栀逍遥散去栀子，加续断9克　牛膝6克　木瓜3克　桑枝9克　炒麦芽10克。每日一剂。14剂后，双眼视力恢复正常，能捡芝麻大纸屑，面色正常，形态活泼，行动自如，停止治疗而回原地。

1979年信访，孩子智力正常，双眼视力1.5。双视神经乳头色正常，动脉稍细。

〔病例三〕 陈某 男 1.5岁 门诊号58576。

初诊日期：1963年5月30日。

代诉：双目失明已70天。

病史：今年3月2日开始呕吐，每天1至2次，伴有低烧，嗜睡，消瘦，盗汗，3月18日双眼失明，22日昏迷不醒，伴有角弓反张，即送儿童医院抢救，检查确诊为“结核性脑膜炎脑膜脑炎型晚期”，经对症抢救5月8日清醒，但仍双目失明，经某医院眼科会诊，诊断为双眼早期视神经萎缩，建议来本院诊治。现双目失明，不能单独翻身，不能站坐，右侧面神经轻度麻痹，右侧肢体偏瘫。

既往史：一岁时曾患百日咳3个月，自后常有咳嗽。

家族史：足月顺产第一胎。

检查：用手拍眼知闭眼，用手电筒、钢笔等较大物体逗眼不知追随。

双眼瞳孔中等度大，对光反应迟钝。

双眼视乳头色淡，边缘清楚，动静脉比例大致正常，黄斑中心窝反射可见，周边部未发现异常。

脉象：弦数，指纹青紫透现风关。

舌象：较红，苔微黄。

诊断：双眼青盲；右侧口眼歪斜；肢体瘫痪。

辨证：血虚肝郁，脉络中邪。

治则：疏肝解郁，养血熄风，健脾益肾。

方药：验方逍遥散加味。丹皮3克 炒栀子3克 柴胡6克 薄荷3克 当归6克 白芍6克 茯苓6克 白术6克 炙甘草3克 枸杞子9克 白僵蚕9克 牛膝3克 杜仲6克 石决明15克 夜明砂3克（包煎）

7 剂。

二诊：1963 年 6 月 6 日。药后症减，视力进步，已能看见手电筒等较大物体。右侧肢体稍能活动，口眼已正。烦躁不安。

检查：用玩具在眼前逗引已知追随，见人知笑，神态较前活泼，右侧肢体稍能活动。脉细数，舌稍红，指纹青紫透现风关。仍按原法治疗，以原方加伸筋草 6 克、五味子 2 克，每日一剂，连服 14 剂。安宫牛黄散每日 1 克。

三诊：1963 年 7 月 4 日。患儿双眼视力已恢复正常，近日神烦纳差，右侧肢体已灵活自如，但较软。

检查：可随意捡取桌上米粒大棉絮。脉细而稍数。舌质稍红，苔薄腻。肝郁已解，玄府通利，故神光充沛。

方药：①原方去白僵蚕，牛膝，伸筋草，10 剂。

②安宫牛黄散，每日 1 克，温水调服。

末诊：1963 年 8 月 15 日。眼已正常，比米粒小的东西亦能捡起，夜卧不安，经常腹泻，纳差。

检查：双眼视力能捡取桌上红白二色芝麻大棉屑。双眼视乳头颞侧色淡，其他正常。脉细而稍数，指纹浅淡略现。舌稍淡。脾虚气弱。治以调脾健胃为主。

方药：香砂六君子汤加焦三仙 9 克，10 剂。如大便正常，胃纳转佳，再服石斛夜光丸和明目地黄丸，每日各半丸，连服 2 周，巩固疗效。

随访复查：1965 年 9 月 16 日。视力正常，肢体功能已恢复正常。未再服药。

检查：双眼视力三尺远捡起 1 ×1 毫米大红白蓝三色细珠。

右眼视乳头颞侧色淡，其他正常。左眼视乳头颞侧稍浅，其他正常。

〔**病例四**〕 王某 女 11岁 住院号108833。

初诊日期：1965年6月2日。

代诉：双眼失明2个多月。

病史：今年2月中旬开始发烧，头痛，伴有呕吐，当地医院作脑脊液检查（4次），确诊为结核性脑膜炎。3月6日在当地医院住院治疗，发现双眼视力模糊，19日加重，20日完全失明。5月10日出院即去某医院求治无效，来北京某等医院治疗，诊断为视神经萎缩，转本院治疗。

现头痛，烦躁，大便偏干，小便频数，胃纳不佳，进食稍多则呕吐。

既往史：得过流感，但无咳嗽、咯血史。

个人史：足月顺产第一胎，母奶长大，尚未出过麻疹。



家族史：父母弟妹均健康，家里无结核病人。

检查：左颈下耳后有1厘米左右的淋巴结肿，按之滑动。

右眼视力眼前手动，左眼光感。

右眼瞳孔4.5毫米大，直接反应存在，间接反应消失。左眼瞳孔5.5毫米大，对光反应极迟钝。

右眼视神经乳头色淡黄，筛板可见，边缘清楚，动脉细，动静脉比例为1:2，黄斑中心窝反射弥散，其他正常。左眼视神经乳头色全淡，动脉细，静脉稍细，其他正常。

血常规检查，白细胞总数24,400个/$mm^3$（中性82%、淋巴16%、单核1%、酸性0%）。

脑脊液潘氏试验阳性，细胞总数 95 个/$mm^3$，白细胞数 88 个/$mm^3$，细胞分类单核 70%，多叶核 30%。

脉象：弦细。

舌象：色红，苔微黄。

诊断：双眼青盲。

辨证：血虚肝郁，双目失养。

治则：疏肝解郁，养血补肾为主，辅以平肝和胃。

方药：验方逍遥散加银花 12 克　连翘 9 克　甘菊 6 克　6 剂。

二诊：1965 年 6 月 8 日。视力明显进步，视野狭窄，胃纳佳，有痰。

检查：右眼视力 $0.7^{-1}$，近视力耶格表 2；左眼视力 $0.4^{-1}$，近视力耶格表 7。3 毫米红白视标检查，右眼周边视野向心性缩小，白色在 18°以内，红色在 10°以内。左眼周边视野向心性缩小，白色 10°~15°以内，红色在 10 度以内。治以舒肝养血，益肾明目为主。方药：验方逍遥散加柴胡 5 克　薄荷 3 克　当归身 6 克　白芍 6 克　炙甘草 3 克　枸杞子 6 克　甘菊 6 克　茯苓 6 克　炒白术 6 克　丹皮 6 克　石决明 15 克　夜明砂 6 克　僵蚕 6 克　每日一剂。

三诊：1965 年 6 月 21 日。患儿每日下午有低烧，神烦，近有新感，痰多。

检查：双眼视力 0.9，近视力耶格表 2。浮细而数。舌苔白滑而腻。证属痰热内闭，低烧神烦，兼有新感。治宜清热解毒，开窍安神，祛风化痰。

方药：①银花 12 克　连翘 6 克　前胡 6 克　僵蚕 9 克　蝉蜕 3 克　钩藤 9 克　桔梗 6 克　薄荷 6 克（后入）　常山 3 克　柴胡 3 克　半夏 6 克　陈皮 3 克　甘

草6克　三剂。

②局方至宝丹，日服2次，每服2克。

末诊：1965年6月30日。双眼视力已恢复正常。

检查：双眼视力1.5，近视力耶格表1。双眼周边视野白色上30°，下60°，鼻侧、颞侧均50°；红色上方20°，下方40°~45°，鼻侧、颞侧均为35°。

脑脊液潘氏试验已阴性（6月29日检查）。

视力正常，余邪未尽，邪在少阳。治宜清透少阳、化痰清热，辅以健脾和胃。

方药：①小柴胡汤加味：柴胡5克　党参6克　黄芩6克　茯苓6克　甘草6克　加常山3克　焦三仙9克　钩藤9克　银花12克　连翘6克。7剂。（低烧时服）。

②逍遥散验方加僵蚕9克　常山3克　石决明15克　7剂（先服此方）。

③明目地黄丸20丸，日服2次，每服半丸（汤药服完后再服此丸）。

## （二）化脓性脑膜炎后（3例）

〔病例一〕　李某　男　2.5岁　门诊号52365。

初诊日期：1962年12月24日。

代诉：双眼失明已两个多月。

病史：今年10月10日高烧，抽风，呕吐，昏迷，经沈阳某医院住院抢救，确诊为化脓性脑膜炎。苏醒后双目失明，用药物及针灸治疗无效，转来本院治疗。现烦躁，双目失明。

检查：双眼视力光感。双眼瞳孔大小反应正常。双眼视神经乳头鼻侧淡黄，颞侧色淡，动静脉比例及黄斑大致正常。

脉象：弦细、指纹紫黯透现风关。

舌象：舌质较红。

诊断：双眼青盲。

辨证：血虚肝郁型。

治则：舒肝解郁，平补肝肾。

方药：逍遥散验方加石决明15克　夜明砂9克　14剂。水煎服。

1963年1月14日家长来信介绍，患儿服药第五天看见人影，以后视力一天天进步，现能捡桌上米粒，但“眼神”不够灵活。函告仍照原方内服，嘱春节后来京复查。

末诊：1963年2月9日。已能看到针尖和芝麻大纸屑，行动活泼。

检查：能捡取桌上芝麻大纸屑。视野指测范围已基本正常。双眼视乳头颞侧淡。其他正常。玄府通畅，气血已充，神光恢复，双目有神。脉稍数，舌质正。滋肝补肾明目。以巩固疗效。

方药：石斛夜光丸14丸，日服2次，每服半丸。

随访复查：1963年8月9日。在家已能从地上拾起缝针及小米粒。

检查：随意准确捡取桌上红白二色芝麻大棉屑，上方视野似较狭窄。眼底同前。继续服石斛夜光丸15丸，每日一丸。

随访复查：1965年7月24日。双眼视力$0.6^{+2}$，近视力耶格表1。有近视。双眼视乳头颞侧淡，其他正常。

嘱咐等孩子稍大，可验光配镜，不用服药。

〔病例二〕 刘某 男 5岁 病历号58191。

初诊日期：1963年5月23日。

代诉：双眼视力急剧下降70天。

病史：患儿今年3月初曾患化脓性脑膜炎，高烧40.6℃，昏迷，抽风3天。3月11日发现双眼上翻，视力很差，当时正在某医院治疗，兼顾眼病，对症治疗无效。3月19日脑膜炎痊愈出院，又转某医院住院治疗眼病，4月23日出院。5月17日来北京某医院求治，确诊为双眼单纯性视神经萎缩，建议来我院治疗。

检查：右眼视力眼前手动，左眼二尺半指数。双瞳孔较大，对光反应极迟钝。双视乳头大小形态正常，色全淡，尤以颞侧为著，边缘清楚，动静脉比例正常，右眼黄斑部中心窝光反射极微弱，左眼可见，周边步未见异常。

脉象：细数，指纹青紫透见风关。

舌象：舌质红，苔薄。

诊断：右眼青盲。左眼视瞻昏渺。

辨证：血虚肝郁型。

治则：疏肝解郁为主，辅以补益肝肾。

方药：逍遥散验方加石决明12克 夜明砂6克 五味子2克 女贞子6克 14剂。服汤药七剂后并服石斛夜光丸，每日半丸。

二诊：1963年6月7日。服药7剂后能在半尺远看见钢笔及墨水瓶，现能在50米远看到房顶上的旗杆。饮食稍差。

检查：能从地上迅速捡起直径10毫米大的棉花团，单眼能从桌上拾起黄豆大的棉团，双眼能从桌上拾米粒大棉团，100米远能分清男女。双瞳孔中等度大，对光反应较迟钝。脉稍微。舌苔薄腻，中有剥苔。证属病后中气不足，脾虚胃弱。

方药：仍按前法：原方加炒神曲5克　白蒺藜6克　谷精草6克　8剂，水煎服。并服石斛夜光丸，每日半丸。

三诊：1963年6月15日。双眼辨色力强，视物较前清楚。

检查：双眼随意捡取桌上红白黑三色芝麻大棉絮，单眼分别检查，能捡桌上绿豆大棉团。脉细，舌质稍红。双眼视乳头颞侧颜色较淡，其它同前。原方7剂，水煎服。

末诊：1963年6月22日。视力已基本正常，因吃零食过多，近日纳差。

检查：能从桌上迅速捡取芝麻大棉絮。双瞳孔稍大，对光反应灵活。脉细数。舌质正，舌中有剥苔。久病气阴两虚，饮食不节而伤脾胃。

治宜益气升阳，健脾开胃。

方药：①补中益气汤加炒神曲6克　焦三仙9克　北沙参6克　麦冬6克　7剂。水煎服。

②石斛夜光丸，7丸，每日2次，每次半丸。

自后，以补中益气汤和逍遥散经验方隔日交替内服，加石决明　夜明砂（包煎）　谷精草　五味子　磁朱丸（同煎）　连服一个月。同时服石斛夜光丸，每日半丸。

**〔病例三〕** 于某　女　1岁　门诊号70722。

初诊日期：1964年3月24日。

代诉：双目失明已4个月。

病史：患儿于去年11月7日由凳上摔下，次日高烧，昏迷，抽风，当即送某医院抢救，因颅压高，曾作腰穿4次、囟门穿刺3次，确诊为化脓性脑膜炎。经住院治疗后，于12月初发现患儿双眼“发直”，一周后才发现双目失明，请某医院眼科会诊，确诊为视神经萎缩，对症治疗无效，来本院治疗。现神烦，不能单独站及坐。近有感冒、咳嗽，痰不多。

既往史：出生后无任何疾病。

家族史：父母身体健康，无传染病。

个人史：足月顺产第一胎。

检查：双眼视力无光感。双眼瞳孔散大，对光反应消失。双眼视神经乳头色淡，颞侧苍白，筛板可见，边缘清楚，动脉较细，黄斑及周边部大致正常。

脉象：弦数，指纹青紫透现风关。

舌象：舌质较红，苔白腻。

诊断：双睛青盲。

辨证：血虚肝郁，兼有感冒。

治则：先解表邪，止咳化痰，再舒肝解郁，平补肝肾。

方药：①桑菊饮加减：桑叶3克　菊花3克　苏梗3克　杏仁5克　桔梗3克　牛蒡子3克　甘草3克　防风3克　荆芥2克　橘红2克　3剂，水煎服。

②逍遥散验方去丹皮、栀子加石决明6克　白僵蚕6克　五味子1克　14剂，水煎服。

二诊：1964年4月10日。代诉：视力有进步，以物遮眼时患儿即用手抓取。近日烦躁，皮肤搔痒。

检查：用手电光照患儿双眼，即可引起注视。

方药：按原法施治。原方去五味子加丹皮3克　炒栀子6克　地肤子5克　夜明砂3克（包煎）每日一剂。

三诊：1964 年 4 月 30 日。服药 7 剂后视力进步，能看见一尺之外的饼干、皮球。神烦已消，皮肤搔痒已显著减轻，近有咳嗽。脉细数舌质淡红，苔白腻。

方药：原方去栀子、白僵蚕、五味子，加杏仁 3 克　桔梗 3 克　炒三仙 9 克　先服 7 剂，咳止后去桔梗、杏仁继续服 7 剂。

四诊：1964 年 5 月 14 日。

能抓取一尺之外的红色铅笔及墨水瓶盖。其他症状全消。脉细数，舌质稍红少苔。肝肾阴虚，神光恢复较慢，治宜舒肝养血，补益肝肾。方用逍遥散验方，每日一剂。并服石斛夜光丸，每日半丸。

五诊：1964 年 6 月 9 日。上方共服 21 剂，因感冒曾停服数天，现视力明显进步，能捡桌上大米花。原方加夜明砂 3 克。14 剂，石斛夜光丸 7 丸，每日半丸。

六诊：1964 年 8 月 25 日。视力已恢复，未及时复诊，现患儿已能从地上捡蚂蚁，睡眠好，胃纳佳，大便溏薄，一日二至三解。

检查：右眼轻度外斜，能抓取一尺之外的大头针及头发丝。脉细，舌质较淡。治以益气升阳为主，适加健脾开胃，明目之品。

方药：补中益气汤加炒薏苡仁 6 克　炒麦芽 6 克　枸杞子 6 克　14 剂。

末诊：1964 年 9 月 8 日。视力明显进步，能捡起一尺之外的大头针及 1.5 毫米大小的白色纸片。双眼散瞳检查，视神经乳头色稍浅，血管和黄斑大致正常。原方去薏苡仁加五味子滋阴明目，每日一剂，连服 14 剂。巩固疗效。

## （三）肺炎合并脑炎后（4例）

〔病例一〕潘某　男　2岁　某医院病历号737100。

初诊日期：1959年1月17日。

代诉：双目失明1个月。

病史：患儿于去年12月中旬，患麻疹合并肺炎，当时高烧，抽风，昏迷，经儿童医院抢救后进一步检查确诊为肺炎合并脑炎。苏醒后发现双眼失明。经过治疗脑炎已愈，仍双眼失明，两耳失聪，不能走路，烦躁，夜卧不安，咳嗽多痰，两颊绛红。

检查：双眼无光感。双眼瞳孔散大，对光反应消失。

双眼底视神经乳头色淡黄，动脉稍细，其他正常。

脉象：弦数。

舌象：舌质色绛。

诊断：双眼青盲。

辨证：血虚肝郁，风热犯肺，阴虚肝旺。

治则：疏肝解郁为主，辅以平肝熄风，清热化痰。

方药：逍遥散加炒栀子5克　僵蚕3克　生地12克　石决明12克　夜明砂9克　前胡3克　10剂。

二诊：1959年1月27日。药后上述症状悉减，半尺远看见较大物体，唯大便干结，双颊仍红。

检查：用手逗眼已知闭眼、躲避。脉弦数。舌质色红，少苔。证属热邪未尽，阳明腑气燥结。治宜清热解毒、通腑开窍为主，适加凉血降火软坚之品。

方药：①紫雪丹15克，每日3克，温水调服。

②逍遥散验方加地骨皮10克　白菊6克　生牡蛎

12 克 8 剂。

三诊：1959 年 2 月 5 日。

已能看见 3 米以外的食物，下肢能走，双耳失聪见好，双颊绛红减轻。仍有时烦躁。

检查：瞳孔已恢复正常，对光反应灵活。脉细数。指纹略紫。舌色较红。治以疏肝解郁，清热解毒为主。

方药：①羚翘解毒丸，每日一丸，临睡前温水调服。

②丹栀逍遥散加枸杞子 6 克　五味子 2 克　牛膝 5 克　石决明 12 克　夜明砂 10 克　14 剂。水煎服。

四诊：1959 年 2 月 27 日。能看见 8～9 米以外的东西，听力恢复正常。近来食欲不振，痰较多。证属脾运失健，水湿停聚。治宜疏肝解郁、健脾开胃为主，适加化痰之品。

方药：上述第二方加炒麦芽 10 克　陈皮 3 克　橘红 3 克　每日或隔日一剂。

末诊：1959 年 4 月 8 日。服上方 20 剂后双眼视力已正常。近来经常感冒。

检查：能随意拾取比芝麻还小的东西。下肢功能已恢复正常。证属中气不足，卫气不固。治宜益气升阳，而善其后。

方药：补中益气汤，7 剂。

〔病例二〕　王某　女　7 岁　门诊号 44892。

初诊日期：1962 年 5 月 26 日。

父代诉：双眼视力减退已一年多。

病史：1960 年冬季患肺炎，当时高烧，视力不好，视物模糊，经某医院诊断为部分性视神经萎缩，转中医治疗，现视力差，胃纳不佳。

既往史：有慢性气管炎病。1959 年夏季曾患过黄胆性肝炎现已痊愈。

家族史：父母亲均有近视，身体健康。

个人史：足月顺产第一胎。

检查：右眼视力 0.4，近视力耶格表 5；左眼视力 0.4，近视力耶格表 4。

双眼散瞳检查眼底，右眼视乳头颞侧稍浅，伴有半月弧，动脉稍细，豹纹状眼底，其他正常。左眼视乳头颞侧苍白，动脉细，豹纹状眼底，其他正常。

脉象：细数。

舌象：舌质红，舌苔薄白。

诊断：双眼视瞻昏渺。

辨证：肝经郁热未尽，玄府郁滞，目失荣养。

治则：舒肝解郁，补益肝肾，以扶正固本。

方药：逍遥散验方加石决明 15 克　夜明砂 10 克（包煎）　7 剂。水煎服。

二诊：1962 年 6 月 2 日。药后视力进步，胃纳仍差。

检查：双眼视力 0.6，近视力耶格表 2。仍守前法，原方加炒麦芽 10 克，14 剂，水煎服。

三诊：1962 年 6 月 18 日。远视力同前，近视力已恢复耶格表 1。胃纳已佳，二便调。患有视近怯远症，兼病后元气不足。

方药：加味定志丸：党参 6 克　茯苓 6 克　石菖蒲 10 克　炙远志 5 克　加枸杞子 6 克　五味子 2 克　磁朱丸 10 克（同煎）　20 剂，水煎服。

末诊：1962 年 7 月 11 日。视力有进步，其他无明显不适，因有屈光不正，远视力仍差。

检查：右眼视力 0.9，近视力耶格表 1；左眼视力 $0.7^{-2}$，近视力耶格表 1。原方加石决明 15 克，夜明砂 10 克（包煎）20 剂。

1978 年 6 月复查，双眼视力 1.2，近视力耶格表 1；双眼中心及周边红白二色视野均已正常；双眼底大致同前。

继续观察，嘱每日做眼部保健按摩。

〔**病例三**〕 张某 女 1 岁 门诊号 62239。

初诊日期：1963 年 8 月 29 日。

代诉：双目失明已 10 个月。

病史：出生两个月时曾患大叶性肺炎，合并脓胸，在当地医院手术治疗。术后 8 天高烧，四肢抽搐、眼球震颤，向右偏斜，诊断为脑栓塞，及时抢救好转，但双目失明，来北京诊治。曾去某医院，诊为双眼原发性视神经萎缩，神经科会诊为中毒性脑炎后遗症，介绍来本院。

检查：双眼视力光感。双瞳孔大小反应正常。右眼视乳头色全淡，鼻侧稍淡黄，筛板可见，边缘清楚，视网膜动脉较细，其他正常。左眼视乳头色灰黄，边界清，其他因不合作未能看清。

脉象：细数。

舌象：舌质稍红，苔白腻。

诊断：双眼青盲。

辨证：血虚肝郁，双目失养。

治则：以舒肝解郁、养血活血为主，辅以平肝熄风。

方药：丹栀逍遥散加减：丹皮 5 克 炒栀子 6 克 柴胡 3 克 当归身 5 克 茯苓 6 克 白芍 6 克 白术 3

克　薄荷 1 克（后下）　甘草 1 克　生石决明（打，先煎）12 克　白僵蚕 3 克　双钩藤 3 克　麦冬 5 克　10 剂。

二诊：1963 年 9 月 7 日。药后患儿似能看见物影，以物逗眼时即用手抓取，但不准确，仍按前法治疗，原方加枸杞子 6 克，以助清肝明目之力。

三诊：1963 年 9 月 23 日。已能看到较大物体，近来纳差便溏，一日二至三解，消化差。

检查：右眼轻度内斜，给 3.6 ×9 厘米大之物体知准确抓取。脾虚胃弱故纳少便溏。治以补中益气、健脾开胃为主。

方药：砂仁 2 克　茯苓 6 克　厚朴 6 克　薏苡仁 10 克　焦三仙各 6 克　青木香 2 克　白菊 5 克　党参 5 克　服药 7 剂，纳佳便调，再服逍遥散验方加青木香 2 克　炒麦芽 10 克　僵蚕 5 克　15 剂。

四诊：1963 年 10 月 15 日。

视力显著进步，能从桌上捡取米粒。搀扶下能走，神烦。

检查：双视神经乳头色灰黄，边界清楚，动脉稍细，其他正常。郁滞已解，内热未尽。治以益气养血，滋补肝肾为主，选加清肝明目健脾之品。

方药：党参 6 克　归身 6 克　白芍 6 克　炒白术 6 克　枸杞子 6 克　女贞子 6 克　五味子 3 克　柴胡 3 克　石决明 12 克　夜明砂 6 克　焦三仙 10 克　鸡内金 6 克　白僵蚕 6 克　白蒺藜 6 克　15 剂（隔日一剂）。未再复诊。

〔病例四〕白某　男　3 岁　门诊号 229565。

初诊日期：1969 年 4 月 1 日。

代诉：双目失明50天。

病史：两个月前因中毒性肺炎高烧41℃，连续抽风6天，昏迷不醒。一周后苏醒，发现双目失明。住院期间曾做二次腰椎穿刺，确诊为中毒性肺炎合并脑炎，住院治疗27天，脑炎好转，仍双目失明。特来北京，经某医院诊断为脑炎后遗症，介绍来本院治疗。现双眼失明，右侧肢体偏瘫，不会翻身，不能坐站，口噤，项软神烦，有时呕吐。右下肢及右手指不能屈伸。

检查：双眼视力黑蒙。右眼瞳孔病理性散大约5～6毫米，对光反应消失；左眼瞳孔药物性散大约8毫米，对光反应消失。双眼底视神经乳头鼻侧淡黄，颞侧近苍白，动脉细，动静脉比例1∶2，黄斑中心凹反射可见，周边部正常。

指纹：色青紫透现风关。

舌象：舌红，苔微黄。

诊断：双目青盲。

辨证：温热病后邪热未尽，热留经络，玄府郁滞，目失荣养。髓海失充，智力不足。

治则：平肝熄风，和胃止呕为主，选加补心宁神开窍明目之品。

方药：全蝎3克　钩藤9克　柴胡5克　防风3克　黄芩5克　神曲6克　石菖蒲9克　炙远志3克　银花9克　川芎5克　桑寄生9克　茯苓9克　4剂，水煎服。

二诊：1969年4月4日。

药后视力进步，昨天开始看到较大物体。右手指已能屈伸，神烦已减。

检查：能准确追随手电光，置眼前一物知用手摸取，但不准。脉弦数，指纹青紫透现风关。舌质色稍红，舌中苔腻。仍守前方去防风加枸杞子6克，以助清肝益肾明目之效。7剂。

三诊：1969年4月10日。下肢已能屈伸，智力较前明显好转。视力大致同前，证属郁滞未解，余热未尽，治宜舒肝解郁，养血活血为主，选加益气补肾，清肝明目之品。

方药：方用逍遥散加减：柴胡5克 归身5克 白芍6克 丹皮3克 枸杞子6克 菊花6克 炙甘草3克 全蝎3克 桑寄生10克 牛膝6克 覆盆子5克 党参5克 30剂。

末诊：1969年5月5日。药后视力逐渐进步，很小东西亦能看到。

检查：一尺远捡取曲别针，半尺远捡起大头针。双眼底视神经乳头色泽淡黄，动静脉比例为1:2，其他正常。智力佳，神态活泼，右手已能屈伸，但握力差，下肢活动自如，已能坐，但较弱无力，仍不能站。脉细数，指纹淡紫略现。舌稍红少苔。治宜滋阴益气，养血活血，补益肝肾。

方药：熟地10克 党参10克 归身5克 白芍6克 丹皮6克 牛膝6克 枸杞子6克 覆盆子6克 决明子5克 神曲3克 柴胡5克 桑寄生10克 菊花6克 20剂（隔日一剂），回原地服用。

### （四）乙型脑炎后（1例）

梁某 男 4.5岁 门诊号 95369。

初诊日期：1965年4月1日。

代诉：双目失明10天。

病史：患儿2月28日得乙型脑炎住院抢救，高烧，头痛，抽风10多天、昏迷20天。清醒后发现双目失明，请某医院会诊，确诊为双眼视神经萎缩，建议来我院治疗。

现烦躁不安，左侧肢体偏瘫，不能翻身，右手颤抖，全身触痛明显，双眼不辨三光，双耳失聪，口噤项强，大便二日一解，小便短赤。

既往史：身体一直健康。

家族史：父母兄弟身体健康。

个人史：足月顺产第二胎。

检查：双眼视力黑蒙。双上睑下垂，睑裂较小，目紧上视，往下受限，左眼外斜5度左右。双眼瞳孔约5.5毫米，对光反应消失。

双眼视神经乳头色全部淡黄，筛板可见，边缘清楚，动脉狭窄，静脉较细，黄斑中心凹反射可见，周边部正常。

诊断：双眼青盲；双眼睑废；左眼目偏视。

辨证：温热病后，邪热未尽，脉络受阻，玄府郁闭，清窍失养而双目失明。

治则：平肝熄风，清热养阴，芳香开窍。

方药：①钩藤熄风饮加减：银花10克　连翘10克　桑寄生15克　全蝎2克　嫩钩藤15克　菊花10克　石菖蒲3克　炙远志3克　白芍9克　生地15克　水煎服。7剂。

②安宫牛黄丸，每日2克，温开水调服。

二诊：1965年4月8日。药后能说话，口干喜饮。肢体触痛，下肢强直左侧较重，已能翻身，亦能稍坐，其他同前。

检查：双眼视力黑蒙，瞳孔仍大，对光反应消失。

方药：①原方加僵蚕10克　蝉蜕3克　7剂。

②安宫牛黄丸，每日2克。

三诊：1965年4月15日。患儿从4天前开始看见物体。烦躁亦显著减轻，肢体触痛已不明显，近日大便一日2~3次，质软不溏。

检查：半尺远已能辨认手电筒、手帕等物，双眼裂等大，大小正常，瞳孔大小及对光反应正常。舒肝养血，平补肝肾。

方药：①逍遥散验方加白僵蚕10克　桑寄生15克　嫩钩藤12克　甘草3克　杜仲6克　水煎服，10剂。

②安宫牛黄丸每日2克。

四诊：1965年5月3日。4天前开始会单独走路，左腿不如右腿灵活。能拾起地上的火柴，直视较好，旁视较差。神烦已减，智力渐佳，大便量少次数多，小便频数量少。



检查：右眼能抓取一尺之外10毫米大的白色珠，捡取二米外地上红、蓝、绿三色塑料小球，左眼稍差。双眼视乳头全部淡黄，左眼视乳头近苍白，动脉狭窄，静脉较细。其余正常。脉细数，舌质淡红，苔薄白微腻。治宜舒肝养血，健脾利湿，强筋健骨。

方药：①原方加泽泻9克　薏苡仁9克　水煎服14剂。

②健步虎潜丸　14丸　日服2次，每次半丸。

五诊：1965年5月17日。肢体已恢复正常功能，惟左下肢较软。手能提10斤粮食，大便正常，纳食佳，以原方加杜仲、甘草、薄荷7剂。加服石斛夜光丸，每日一丸。

六诊：1965 年 5 月 24 日。下方视野狭窄。夜卧不安。给石斛夜光丸和朱砂安神丸。每日各一丸。

末诊：1965 年 6 月 22 日。视力已恢复正常，3 个月来体重增加。入睡困难。

检查：能捡取桌上 1×1 毫米大棉球。双眼底大致同前，石斛夜光丸补心丹，每日各一丸。连服 14 天。

1973 年 2 月随访复查。患儿肥胖、健壮，已上学，但智力稍差。

检查：右眼视力 0.3，近视力耶格表 1；左眼视力 0.9，近视力耶格表 1。检影视力右 $-1.5DS=0.9^{-1}$，左 $-1.00S=1.5$。眼底同前。

## （五）中毒性脑炎后（2 例）

〔病例一〕 金某　女　2.5 岁　门诊号 211776。

初诊日期：1967 年 7 月 26 日。

代诉：双目失明 1 月。

病史：5 月份开始发低烧，一直在某医院以感冒治疗，曾一度好转，6 月 18 日再次发烧，在儿童医院住院检查确诊为病毒性脑炎，住院治疗 30 多天，苏醒后双眼失明，左眼上睑下垂。口噤，嘴往右歪。全身颤抖，右侧肢体偏瘫。住院期间曾请某医院眼科会诊，诊为双眼视神经萎缩，建议中医治疗。

检查：双眼视力无光感。左眼上睑下垂，睑裂小约 5 毫米左右，瞳孔被遮盖。双瞳孔散大，对光反应消失。双眼视神经乳头色淡黄，筛板可见，边缘清楚，动脉稍细，其他正常。

脉象：弦数，指纹青紫，透现风关。

舌象：舌质红，苔微黄。

诊断：双眼青盲；左眼睑废；双瞳神散大；左侧口眼歪斜。

辨证：肝经风热型。

治则：平肝熄风，清热解毒，疏肝明目。

方药：全蝎3克　僵蚕9克　明天麻3克　嫩钩藤9克　桑寄生9克　银花9克　连翘9克　薄荷3克　党参6克　柴胡5克　甘草5克　6剂，水煎服。

二诊：1967年7月31日。药后似能看到迎面行人。神烦、夜卧不安。

方药：原方去柴胡、薄荷，加石菖蒲6克　炙远志3克　茯神6克，以助补心宁神，开窍明目之效。7剂并服安宫牛黄丸，每日2次，每次2克，以助清热解毒，芳香辟秽之效。

三诊：1967年8月7日。药后全身颤抖已减。上睑下垂见好。纳差，说话困难，右侧肢体已能活动，但下肢仍不能站，上肢不能握物。脉细，舌质淡红。属风邪未尽，正气已衰，心脾两虚。治宜益气升阳为主，熄风开窍为辅。

方药：加味补中益气汤：柴胡6克　升麻3克　当归身6克　陈皮3克　炙甘草3克　炙黄芪6克　炒白术6克　党参6克　全蝎3克　僵蚕6克　明天麻3克　双钩藤6克　石菖蒲6克　炙远志5克　桑寄生9克　7剂，水煎服。

四诊：1967年8月12日。左眼睑裂见大，瞳孔已显露。惟身体软弱，纳差。

检查：左眼睑裂已基本正常，瞳孔全部可见。嘴已不歪，仍全身颤抖。脉细数，指纹青紫透现风关。舌质色淡红。

方药：仍按原法：原方去升麻、陈皮、甘草加杜仲6克，枸杞子6克，白附子3克，炒稻谷芽12克。7剂。

五诊：1967年8月19日。视力明显进步。昨天开始能自己爬和坐。

检查：左睑裂已正常，左眼球轻度外斜，双眼视力一尺远捡取1.5厘米×4厘米大的物体，能抓取一厘米大之白色圆珠，但不准确。原方去天麻、僵蚕（因当时缺药）。7剂。

六诊：1967年9月2日。搀扶下能行走，左下肢仍软。

检查：右眼视力一尺远抓取2×2毫米大的白色珠；左眼半尺远抓取8×8毫米大白色球。眼球轻度外斜。益气养血，补益肝肾，选加舒肝解郁，开窍明目之品。

方药：原方加减：柴胡5克　归身6克　党参6克　炒白术6克　枸杞子9克　杜仲6克　牛膝6克　全蝎3克　僵蚕6克　石菖蒲6克　炙远志5克　10剂，水煎服。

七诊：1967年9月22日。视力已恢复正常。左下肢仍软，近来胃纳欠佳。

检查：双眼分别检查，能敏捷捡取桌上1.5×2毫米的红白二色细珠，八米远追取4厘米大红色塑料球。治以健脾益气，滋补肝肾。

方药：焦三仙9克　神曲6克　党参6克　牛膝6克　杜仲6克　桑寄生9克　白蒺藜9克　枸杞子6克　甘草3克　7剂，隔日一剂。

末诊：1967年10月27日。药后颤抖已不明显，下肢已正常，行动自如。视力正常。

检查：二尺远准确捡取 1.5 毫米大红白蓝三色细珠及纸片。双眼视乳头色全淡，鼻侧淡黄，其他同前。脉细数。舌苔薄白。原方十三剂后给犀角地黄丸 60 丸，一日 2 次，每次一丸，借以巩固疗效，停止治疗。

随访：复查 1974 年 9 月 29 日。

患儿有屈光不正，因调节疲劳经常头晕、头痛。

检查：右眼视力 1.0，左眼视力 0.9，双眼近视力耶格表 1。验光试镜右 -0.25s = 1.2，左 -0.50s = 1.2。双眼底同前。

散瞳孔验光配镜。

〔**病例二**〕 韦某 男 2 岁 住院号 226898。

初诊日期：1968 年 5 月 17 日。

代诉：双目失明 20 天。

病史：今年 4 月 27 日高烧 41℃，伴有抽风、昏迷，醒后双目失明，自后连续抽风达 4 次，当地医院诊为中毒性脑炎后遗症，早期视神经萎缩。病前能说话、走路。病后不会说话，瘫痪。大便一日二解。烦躁不安。口干喜饮，有饥饿感。

既往史：一岁时曾突然惊厥，数小时缓解。

个人史：足月顺产第六胎，喂母奶。

家族史：父母健康，母亲孕育六胎，其中有二胎出生后，患破伤风而死。一个哥哥、一个姐姐，幼小时均曾"抽风"。

检查：右眼无光感，左眼有光感。瞳孔约 3 毫米，右眼对光反应消失，左眼对光反应存在。双眼视神经乳头颞侧色稍浅，其他正常（散瞳检查）。

脉象：浮数。

舌象：舌质红。

诊断：双眼青盲；肢体痿软。

辨证：血虚肝郁型。

治则：疏肝解郁，养血活血，芳香辟秽为主，适加清热降火之品。

方药：①逍遥散加减：柴胡6克　薄荷3克　归身6克　白芍6克　丹皮6克　枸杞子6克　菊花6克　甘草6克　炒栀子6克　双钩藤6克　桑寄生6克　炒麦芽9克　3剂。水煎服。

②安宫牛黄丸，每日3克。分2次温水调服。

二诊：1968年5月23日。安宫牛黄丸只服2天，改用牛黄千金散，每日1克，体温36.6℃，神烦已减。下肢仍软，不能单独坐，大便稍溏，一日一解，口干已轻。脉细数，舌质淡红。治宜舒肝养血，开窍明目为主。

方药：逍遥散验方加减：柴胡6克　薄荷3克　归身6克　白芍6克　丹皮6克　枸杞子9克　炒栀子6克　甘草3克　茯苓6克　杜仲5克　牛膝6克　白术6克　九节菖蒲5克　炙远志3克　7剂，水煎服。

1968年6月1日韦老查房：患儿已能看到较大物体。智力欠佳，常有饥饿感，大便一日二三解，进食多，神烦，多汗。脉稍数，指纹淡。舌质正常，苔净。病后气阴两虚，肾阴不足则髓海失充而智力欠佳，肝阴不足，则肝阳偏亢，而神烦，心阴不足故汗多；胃阴不足则胃火偏盛，故消谷善饥。治以益气健脾，滋阴活血为主，辅以健筋活络。

方药：伸筋草9克　党参6克　炒白术6克　黄芪3克　牡蛎6克　枸杞子9克　五味子3克　丹皮6克　杭菊6克　归身6克　茯苓6克　柴胡3克　牛膝6克

明天麻1克半　双钩藤6克　7剂。

1968年6月8日二次查房：全身情况好转，搀扶下能站立。大便已正常，食欲正常。双眼已能看到钢笔。仍按前法，原方去五味子、龙骨、牡蛎，加青葙子6克，桑叶6克，以助清肝明目之力。每日一剂。

1968年6月13日三次查房：视力明显见好，两天前已能从地上捡取二分硬币，昨天开始看见窗外飞虫，能拾起一尺远的火柴棒，能看见4米远的直径6.5厘米黄色塑料球。

检查：双眼一尺远抓取2×2毫米白色纸屑，二尺远捡取白床单上大头针，牵着母亲衣襟已能走数步。续服原方，每日一剂。

1968年6月17日四次查房：患儿单独已能走一米左右，胃纳佳，便溏一日二解。改用丹栀逍遥散去栀子、薄荷加天麻3克，钩藤9克，杜仲6克，牛膝6克，党参6克，黄芪3克。每日一剂。

1968年6月24日五次查房：饥饿感已明显好转，大便正常。前方加减，原方去牛膝、柴胡、白芍、黄芪，加伸筋草9克，桑寄生9克，炒稻芽9克，覆盆子6克，白蒺藜12克。每日一剂。

1968年6月27日六次查房：患儿已能看到1毫米大纸屑及头发丝，能单独慢慢走10米左右。说话较前多。脉细苔薄白。仍按原方，每日一剂。

1968年7月6日出院前复查：患儿能看到窗台上的蚂蚁，夜间能捡起缝针及头发丝，单独走10米左右，口齿清楚。

检查：视神经乳头鼻侧稍浅，颞侧淡黄，筛板清楚，其他大致正常。脉平，指纹色淡，舌苔薄。

出院带药：①加味金钢丸50粒，一日2次，每次一丸。

②明天麻3克　双钩藤9克　杜仲6克　桑寄生6克　党参6克　枸杞子9克　杭菊6克　当归6克　白蒺藜9克　炒白术6克　萸肉6克　五味子3克　7剂，巩固疗效。

## （六）重型破伤风脑病后（1例）

〔病例〕　罗某　女　8岁　门诊号22195。

初诊日期：1967年9月15日。

代诉：双目失明4天。

病史：两个月前突然抽风，当即送医院抢救，次日昏迷不醒，经检查确诊为重型破伤风脑病，呼吸一度窒息，经治疗抽风已止。4天前神智开始清醒，但发现双眼失明。2天前因停镇静药，又抽风一次。现每6小时服眠尔通0.4克，同时加服其他镇静剂，时有小抽，下肢瘫痪，四肢强直不能屈伸。目紧上视，瞳神散大。口噤、智力差，喜笑不止。

检查：双眼视力黑蒙。双瞳孔约7毫米大，对光反应消失。双眼视神经乳头色全淡，边缘不清，动脉较细，黄斑中心凹反射可见，周边未见异常。

脉象：细数。指纹青紫透现气关。

舌象：舌质淡红。

诊断：双眼青盲。

辨证：肝经风热型。

治则：清热解毒，芳香辟秽，熄风定惊为主，辅以滋补肝肾。

方药：①安宫牛黄丸　一日2次　每次2克。

②银花12克　连翘6克　薄荷2克　桑寄生12克　全蝎3克　白僵蚕9克　双钩藤9克　牛膝6克　五味子5克　枸杞子9克　白附子3克　水煎服，7剂。

二诊：1967年9月22日。神智开始清醒，其他大致同前。仍守前法，原方加茯苓9克，10剂。并服安宫牛黄丸，每日3克，分2次服。

三诊：1967年10月4日。患儿已能单独坐起，搀扶下开始走路。较大物体已能看到。智力进步，抽风已止。双手颤抖。其他症状已全消。

检查：双眼瞳孔约6毫米大，对光反应灵敏。双眼视力眼前指数。脉数，舌淡红。仍守前法，原方加减：桑寄生12克　白附子3克　全蝎3克　僵蚕9克　牛膝6克　钩藤9克　五味子6克　党参6克　麦冬9克　忍冬藤12克　枸杞子9克　生地12克　14剂。

末诊：1967年10月18日。从25米外已能看见人。自己能走路，纳可。



检查：双眼视力分别检查，一尺远捡取桌上红白二色3×3毫米细珠，6米远追随注视6.5厘米红色皮球。右眼视神经乳头颞侧淡黄，鼻侧色正，左眼视乳头色全淡黄，边缘欠整，血管出乳头处有白鞘，黄斑中心凹反射弱，周边未发现异常。双眼瞳孔大小已正常，反应灵敏。脉细而微数，指纹淡紫透现风关。舌质色淡红，舌苔白腻。治以舒肝养血，益气健筋以善其后。

方药：丹栀逍遥散去炒栀子、薄荷加菊花3克，桑寄生12克，僵蚕9克，忍冬藤9克，牛膝6克，党参5克。7剂。

停止治疗，未再复诊。

## （七）中毒性痢疾后（2例）

〔病例一〕　孙某　女　1.5岁　门诊号66191。

初诊日期：1961年5月12日。

代诉：双目失明18天。

病史：今年4月24日高烧、昏迷、抽风即送某医院，检查确诊为中毒性痢疾，抢救二天后苏醒。发现双目失明，经某医院治疗无效，来本院求治。

现双目失明，双耳失聪，烦躁不安，口噤。病前四肢功能正常，现不能站立。

检查：双眼视力眼前手动双眼底视乳头色全淡黄，下方边界稍模糊，其他正常。

脉象：弦数，指纹青紫透现风关。

舌象：舌质绛，苔薄白。

诊断：双眼青盲。

辨证：血虚肝郁兼见肝经风热之证。

治则：舒肝解郁，清热解毒，平肝熄风为主。

方药：逍遥散验方加黄芩5克　丹皮3克　银花6克　生地12克　葛根5克　白僵蚕9克　水煎服，5剂。

二诊：1961年5月17日。药后视力进步，能拾较大物体。神烦已减，下肢能挪动。脉弦细稍数，苔薄白。原方去丹皮加防风3克，石斛3克，橘络3克　水煎服，7剂。

三诊：1961年5月22日。

视力明显进步。已能走路。仍烦躁，小便黄。营分有热，心肝余热未尽。按前法，适加清热降火之品。上方加车前子6克（包煎）　淡竹叶3克　水煎服，5剂。

四诊：1961 年 5 月 29 日。患儿已能看到各种东西。四肢活动自如。烦闹已减。脉弦细稍数，指纹青紫透现风关，舌质红，苔薄白。余热未尽，肝风内动，治以疏肝清热，滋阴益肾，通络明目。

方药：逍遥散加减：柴胡2克　薄荷5克　炒栀子6克　菊花3克　银花6克　连翘5克　白芍5克　枸杞子3克　生地9克　白术3克　橘络6克　葛根5克　车前子6克（包煎）　生甘草3克　水煎服，7剂。

末诊：1961 年 6 月 9 日。双眼视力基本恢复，能准确捡取桌上米粒。烦闹已消。

检查：捡取桌上 2×3 毫米大白纸片。脉细数，舌淡红，苔薄白。玄府通利，神光恢复原方去炒栀子、白术、银花、连翘、葛根、生地、车前子加白僵蚕6克，石决明9克，夜明砂6克（包煎），五味子2克。水煎服，14剂。并服明目地黄丸　每日3克。

〔病例二〕　田某　男　2岁　门诊号74640。

初诊日期：1964 年6月6日。

代诉：双目失明已一周。

病史：今年 5 月种牛痘后持续发烧 12 天。7 天后又发烧，同日下午抽搐，逐渐频繁加重，即送当地医院抢救，经大便培养有痢疾杆菌，诊断为中毒性痢疾。转北京儿童医院治疗。住院期间请神经科会诊，诊断为中毒性脑病，症状性癫痫。同月 25 日发现视力不好，一周前完全失明，曾请某医院会诊，建议来本院治疗。现烦躁不安，摇头，咬牙，口噤，下肢瘫痪。

检查：双眼黑蒙。双瞳孔中等大小，对光反射消失。双眼底视乳头色浅，颞侧明显，筛板可见，边缘清楚动脉稍细，其他大致正常。

脉象：弦数，指纹青紫透现气关。

舌象：舌质色绛，苔根腻。

诊断：双眼青盲。

辨证：肝经风热。

治则：清热解毒，平肝熄风，辟秽开窍。

方药：①钩藤熄风饮加减：银花9克　连翘6克　钩藤6克　全蝎3克　白僵蚕9克　防风3克　桑叶3克　桑寄生9克　薄荷2克　地龙3克　水煎服，13剂。

②安宫牛黄丸9克，每日1克，温水调服。

③紫金锭30克，日服2次，每服2克。

二诊：1964年6月19日。

药后视力好转。已不抽搐。双手不能拿东西，已能抬头，神烦爱哭。心肝余热未尽，治以疏肝养血，熄风活络。

方药：逍遥散验方加白僵蚕9克　全蝎3克　伸筋草9克　水煎服，14剂。

三诊：1964年7月10日。上方共服21剂，视力显著好转，能看到地上蚂蚁。神烦已减，走路不太稳。

检查：双目有神，能准确踩到地上1×1毫米大的纸屑。原方续服14剂。

末诊：1964年7月28日。视力完全正常。走路稳，烦躁已减。

检查：双眼视力，一尺远捡取桌上0.5×0.5毫米大的红白纸屑。双眼散瞳检查，视乳头颞侧稍浅，其他大致正常。脉细。舌质稍红。玄府通利，神光恢复。仍以原方加减。

方药：①原方去伸筋草、全蝎、白僵蚕加石决明

12克（包煎） 夜明砂6克（包煎） 焦三仙18克 水煎服，12剂。

②石斛夜光丸，5丸，每日半丸。

## （八）外伤后（2例）

〔病例一〕 何某 男 1岁 病历号4028。

初诊日期：1958年4月18日。

代诉：双目视力急剧下降近一年。

病史：去年3月从床上摔下，头部外伤即送医院，诊断为：颅脑闭锁性损伤；蜘蛛膜下腔出血；眼底视网膜出血。经本市某医院抢救治疗，上述病症痊愈，但双眼视力减退转中医治疗。

检查：双眼视力光感。双眼瞳孔大小反应正常。双眼底视神经乳头色全淡，动脉较细，其他正常。

脉象：细。

舌象：舌质稍红，苔薄腻。

诊断：双眼青盲。

辨证：头部外伤后脉络受损郁闭，目窍失养而青盲。

治则：舒肝养血、补益肝肾。

方药：①逍遥散验方加熟地9克。10剂。

②石斛夜光丸，每日3克。

二诊：1958年6月26日。

服药后视力进步，能捡取桌上曲别针，但不准确。近来食欲不振，纳谷不化。脉细，指纹淡，舌质淡红，少苔。病后正虚，兼之住院期间服药较多脾虚气弱、脾胃虚寒，故食少便溏，纳谷不化。治以补益肝肾为主，辅以健脾开胃，清肝明目。

方药：杞菊地黄汤加麦芽（炒）9克　建曲6克　青葙子9克　10剂。

末诊：1959年1月5日。患儿因消化不良，经常腹泻故未及时复诊。现脾胃好转，体质很弱下肢无力。脉沉细，舌质淡。病后气血不足，肢体失充，故体弱下肢无力。治宜益气升阳，滋补肝肾。方用补中益气汤加五味子2克，牛膝6克，女贞子9克，石决明15克。服药14剂后，精神转佳，视力明显进步，能准确捡取桌上曲别针。原方10剂。后未复诊。

〔**病例二**〕　崔某　男　1岁3个月　门诊号229567。

初诊日期：1969年3月29日。

代诉：外伤后双目失明已57天。

病史：今年2月2日被火车撞倒，严重脑震荡，昏迷不醒，脑水肿（头大如斗），在当地医院抢救，因颅内出血和颅压增高，囟门穿刺放血5次，抢救40多天。转危为安，但双目失明。

检查：双眼视力眼前手动。双瞳孔大小、反应均正常；双眼视神经乳头色泽淡黄，筛板和边缘模糊欠清。动、静脉比例大致正常，黄斑中心凹反射未见。

脉象：细稍数，指纹淡紫略透风关。

舌象：舌质淡红，边稍黯。

诊断：双眼青盲。

辨证：头部外伤，胳脉受损，瘀血内阻，清窍失养。

治则：滋阴补肾，活血行瘀为主，辅以益气健脾，清肝明目。

方药：枸杞子9克　覆盆子3克　菟丝子5克　黄精9克　丹参9克　丹皮3克　党参6克　炒谷芽6克

白蒺藜 3 克　决明子 3 克　丹皮 3 克　泽泻 3 克　水煎服。7 剂。

二诊：1969 年 4 月 4 日。服药第四天开始看到较大物体。大便稍溏。

检查：将手电、钢笔等置于眼前知准确抓取。脉舌指纹同前。原方去决明子加柴胡 3 克，当归身 3 克。续服 14 剂。

三诊：1969 年 4 月 17 日。视力明显进步，能看到火柴棒。精神佳。走路较慢。

检查：一尺远准确捡取 3×3 毫米大白色纸团、曲别针及一分硬币。原方加桑寄生 9 克，牛膝 3 克，补肝肾、强筋骨。

末诊：1969 年 4 月 24 日。

双眼视力已恢复正常。检查一尺远捡取桌上大头针、2 毫米大白色珠。双眼底同前。仍按前法，原方 20 剂，巩固疗效。未再复诊。





## （九）急性球后视神经炎后（2 例）

〔病例一〕　李某　男　11 岁　门诊号 1003（某医院）。

初诊日期：1956 年 6 月 26 日。

主诉：双眼视力下降已一个多月。

病史：1956 年 5 月 21 日双眼视力急剧下降，经某医院神经科、眼科检查诊断为急性球后视神经炎，对症治疗无效，转中医治疗。

检查：双眼视力 0.07，近视力耶格表不能看见。双眼视野检查看不见视标。双眼底视乳头颞侧色淡，其他大致正常。

脉象：弦细。

舌象：舌质色稍红。

诊断：双眼暴盲。

辨证：神情忧郁，默默不欲言，证属肝郁气滞，玄府郁滞而目失濡养。

治则：疏肝解郁，通利玄府。

方药：逍遥散去生姜。14 剂。

二诊：1956 年 7 月 10 日。药后视力进步，其他同前。按原法治疗，方用丹栀逍遥散加枸杞子、石决明、夜明砂。共服 64 剂。

末诊：1956 年 10 月 10 日。双眼视力已恢复正常。

检查：右眼视力 1.5，近视力耶格表 1；左眼视力 1.2，近视力耶格表 1。双眼视神经乳头颞侧色苍白，其他同前。

停止治疗。

〔病例二〕 雷某 男 13 岁 门诊号 229264。

初诊日期：1969 年 2 月 13 日。

主诉：双眼视力减退已一个月。

病史：今年 6 月 21 日双眼视力突然减退到眼前手动，当地医院诊断为急性球后视神经炎，住院治疗视力进步不明显，来北京求治，曾去某医院，诊断为部分视神经萎缩。

检查：右眼视力 0.08，近视力耶格表 5；左眼视力 0.07，近视力耶格表 5。双眼底视乳头颞侧色淡，动脉较细，其他正常。

脉象：细数。

舌象：舌苔微腻。

诊断：双眼视瞻昏渺。

辨证：肝气郁结，脉络受阻。

治则：疏肝解郁为主，辅以平肝清热，益气升阳。

方药：逍遥散验方加减：柴胡5克　当归9克　炒白术芍各9克　茯苓9克　炙甘草5克　菊花6克　党参9克　生石决明18克　生黄芪9克　14剂。

二诊：1969年2月28日。全身有灼热感，其他同前。

原方去黄芪，加女贞子、覆盆子、丹参各9克，菟丝子12克，以助活血行瘀，补肝益肾之力。每日一剂。

三诊：1969年3月28日。上方共服28剂，视力进步。灼热感已消。口干不喜饮。

检查：右眼视力0.1，近视力耶格表7；左眼视力0.1，近视力耶格表4。双眼验光不能矫正。脉细濡，舌质淡红。证属肝肾不足，气阴两虚。治宜益气活血，补益肝肾。

方药：①党参9克　丹参9克　丹皮6克　菟丝子9克　覆盆子9克　枸杞子9克　女贞子9克　黄精12克　泽泻9克　白蒺藜9克　隔日一剂。

②犀角地黄丸。日服2次，每服一丸（9克）。

末诊：1969年7月23日。药后近视力已正常。

检查：视力右 $0.7^{-2}$，近视力耶格表1；左0.7，近视力耶格表1。试镜视力双 $-0.75S=1.5$。双眼底同前。原方15剂，巩固疗效。并给犀角地黄丸60丸（日服2次，每服一丸）。明目还睛丸30袋（日服3次，每次6克）带回原地交替服用。一年后复查。

1970年7月29日来京复查：

一年来视力稳定，未再下降，上药服完后未再服药。要求验光配镜。

检查：右视力 $0.7^{+3}$，左眼视力 $0.8^{+2}$，双眼近视力耶格表1。验光配镜双 $-0.75s=1.5$。

双眼底视乳头鼻侧全淡，颞侧苍白，动脉细，动静脉比例为1:2，黄斑中心窝反射可见。未再服药。

## (十)麻疹高烧后(1例)

刘某　女　10岁　病历号　788728。

初诊日期：1959年4月17日。

代诉：视力下降两个月。

病史：两个月以前患麻诊发高烧，愈后双眼视力下降。现纳差，烦躁。

检查：双眼视力0.08，双瞳孔稍大，对光反应存在。

血华氏反应阳性。

视神经乳头颜色颞侧苍白，鼻侧淡黄，边界清楚，其他大致正常。

脉象：细数。

舌象：舌质红，苔薄白。

诊断：双眼视瞻昏渺。

辨证：肝阴不足，肝有郁热，肝脾不和。

治则：疏肝解郁，平肝明目。

方药：逍遥散加减：柴胡3克　薄荷9克　丹皮3克　归身6克　白芍6克　炙甘草3克　茯苓6克　炒栀子9克　白菊花3克　枸杞子6克　生石决明12克　夜明砂9克　土茯苓12克　水煎服。14剂。

二诊：1959年5月4日。服药7剂，视力明显进步，能看到大头针，能穿针线。神烦已减，食欲增加。

检查：双眼视力0.4，近视力耶格表3。仍以原方

14剂。

三诊：1959年5月18日。视力正常，情绪好。

检查：双眼视力1.0，近视力耶格表1。脉弦细，舌质稍红，苔薄白。治宜滋肝补肾明目。

方药：方用杞菊地黄汤加减：枸杞子6克　白菊花6克　熟地12克　怀山药9克　丹皮3克　茯苓6克　归身3克　土茯苓12克　五味子2克　石决明9克　夜明砂9克　水煎服，14剂。

末诊：1959年6月8日。视力已正常，双眼视力1.5，近视力耶格表1。双眼底大致同前。血华氏反应阴性。原方7剂巩固疗效。停止治疗。

## （十一）原因不明者（2例）

〔病例一〕　孙某　女　4岁　门诊号229966。

初诊日期：1969年5月15日。

代诉：双眼失明已一个半月。

病史：一个半月前双眼突然失明，曾在沈阳、北京等地医院治疗，确诊为原发性视神经萎缩。

检查：双眼视力半尺数指。

双眼视神经乳头色近于苍白，筛板可见，边缘清楚，动静脉比例大致正常，黄斑中心窝反射可见，周边部未发现异常。

脉象：细而稍数。

舌象：舌质红，苔薄白。

诊断：双眼暴盲。

辨证：肝郁气滞，玄府郁滞。

治则：舒肝解郁，补益肝肾为主。

方药：逍遥散验方加减：柴胡5克　白芍、白术各

5克　桑叶6克　白菊花6克　丹皮6克　焦栀子6克　茯苓9克　枸杞子9克　女贞子6克　14剂。

二诊：1969年5月30日。双眼视力已明显进步，能捡桌上米粒。

检查：半尺远捡取桌上2×2毫米的白纸屑，远视力7米远追抓5×6厘米的绿色塑料球。仍守前法，原方加党参6克。7剂。

三诊：1969年6月9日。患儿在家2米远能看到飞蝇，能迅速拾起桌上的米粒。

检查：捡取半尺远桌上1.5×1.5毫米的纸片。双眼底大致同前。原方7剂。

末诊：1969年6月17日。双眼视力已恢复正常。全身情况良好。

检查：一尺远捡取桌上1.5毫米白纸屑。双眼底同前。脉细数，舌质淡红。仍按原法治疗。

方药：柴胡3克　白芍5克　白术5克　白菊3克　枸杞子9克　焦栀子3克　当归6克　桑叶6克　30剂。每日或隔日一剂。以巩固疗效。服药期间，如大便溏稀，上方可去焦栀子、白菊。

**〔病例二〕**　廖某　女　8个月　门诊号210264。

初诊日期：1973年12月6日。

代诉：双眼视力失明发现已5个月。

病史：出生3个月后发现双眼不会随灯光注视亦不知道看人。右侧肢体痿软。

既往史：曾有感冒发烧史。

家族史：母亲怀孕期间经常有宫缩，有高血压史。

个人史：足月顺产第一胎。

检查：双眼无光感。双瞳孔约6毫米，对光反应消失。双眼球水平震颤。双眼底视乳头苍白，略灰污，筛板不清，边缘欠整齐，动脉细。黄斑部因不合作未见。

脉象：平，指纹略紫透现风关。

舌象：舌质正。

诊断：双眼青盲；双眼辘轳转关症。

辨证：玄府郁闭，肝肾不足。

治则：舒肝养血，平补肝肾为主，辅以熄风通络。

方药：柴胡2克　白芍3克　茯苓3克　甘草2克　枸杞子3克　丹皮2克　全蝎1克　钩藤3克　菖蒲3克　葛根2克　党参3克　每日或隔日一剂，连服30剂。

二诊：1974年2月6日。患儿在当地医院检查眼底，据述视乳头颜色有好转，视力有进步。

检查：用手及原子笔逗眼知瞬目。指纹淡紫略现，舌苔薄白。仍守前法，原方去党参，加牛膝3克，覆盆子3克。30剂（回原地购服），每日或隔日一剂。

三诊：1974年10月15日。服药后视力明显进步，惟注视时出现眼球内斜。右手握力欠佳，近来胃纳差。

检查：一尺远抓取2×2毫米红白纸片、白线及头发丝。右手欠灵活。

眼底大致同前，未见明显改变。指纹淡，舌质正，尖红有刺。玄府通利，神光恢复，病后气阴两虚，邪退正虚。治宜滋阴养血，补益肝肾，益气健脾。

方药：①四物五子汤加减：熟地9克　白芍6克　当归6克　川芎3克　覆盆子6克　菟丝子6克　枸杞子6克　女贞子3克　党参6克　僵蚕6克　全蝎2克　牛膝3克　杜仲6克　菖蒲9克　炒麦芽9克　服30剂，隔日一剂。

②石斛夜光丸30丸，隔日2次，每次半丸和汤药交替服。巩固疗效。

〔**按语**〕我科在学习韦老经验的基础上，从1956年6月至1978年8月，对12岁以下儿童视神经萎缩进行临床研究，共113例计217只眼，有效率为92.63%。在长期反复实践中，摸索出治疗规律和有效方剂，韦老对本病的辨证分型以及治法，基本归纳为四种类型，每一类型的证候不一定全备，其中有两种主证一种兼证者，即可做为辨证用药之依据。

1. 辨证分型

(1) 肝经风热型

主证：双眼青盲，目紧上视，瞳神散大，睑废或目偏视，烦躁不安或神烦多语，肢体强直或屈伸不利。兼见项强口噤，手足震颤，肢体瘫痪，脉弦数，指纹青紫透现风关和气关，舌绛或红，苔薄黄。

辨证：温热病后，热邪壅盛，玄府热闭，清窍闭塞，目失荣养而致青盲；热极生风，肝风内动，故目紧上视，瞳神散大，烦躁不安，项强；心肺热邪郁结，故神烦多语，邪蒙心窍而口噤；肝主筋，肾主骨，风热郁结于筋骨则肢体强直，屈伸不利或手足震颤。如气血凝滞于筋骨则触痛明显。

治则：平肝熄风，清热解毒，芳香开窍（或芳香辟秽）。

方药：钩藤熄风饮加味：生地　钩藤　全蝎　僵蚕　银花　连翘　薄荷　蝉衣　石菖蒲　选服紫金锭、安宫牛黄丸（或散）或局方至宝丹。

如有低烧，寒热往来，伴项强口噤抽搐者，属邪在少阳，肝热生风，治宜清透少阳，和解为主，方用小柴胡汤加全蝎、僵蚕、钩藤等熄风定惊之品。

随证加减：痰多壅阻加天竺黄、胆星清热涤痰开窍；呕吐加半夏燥湿化痰降逆止呕；咳痰不畅可橘红、半夏同用，软坚化痰；夜卧不安常用安宫牛黄丸（或散）选加朱茯神、灯芯草、远志补心宁神；热病后阳明府气燥结，韦老常用紫雪丹，因本药较缺，可重用大黄，酌加番泻叶等通腑泻热；如热伤阴津、大便困难，选加火麻仁、决明子、淡竹叶等润便泻热；肢体强直，屈伸不利选加桑寄生、伸筋草、牛膝、木瓜补肝肾，强筋骨、通血脉；肢体触痛明显，血凝气滞于筋骨，触痛明显者，选加白芍养血柔肝止痛，丹参、鸡血藤活血通络止痛。

（2）血虚肝郁型

主证：双眼青盲或视瞻昏渺；神烦，瞳神散大，脉弦细或细数，舌红苔薄。兼见肢体震颤或偏瘫，手指屈伸不利。



辨证：温热病后，治疗不及时或不彻底，余邪未尽，热留经络，玄府郁闭，目失濡养而青盲；肝风未熄故瞳神散大，热病伤阴，阴虚肝旺而神烦；肝主筋，肝阴不足，筋骨失养而肢体颤抖或偏瘫，手指屈伸不利。

治则：舒肝解郁，养血活血，平肝补肾。

方药：验方逍遥汤为主，适加健筋活络，熄风定惊之品。同时选服石斛夜光丸，犀角地黄丸、明目地黄丸、杞菊地黄丸。

随症加减：低烧已退，表邪已解可去薄荷；大便溏稀去栀子加党参、白术益气健脾；瞳神散大选加五味子、山萸肉、磁朱丸（或磁石）补阴收敛、镇肝缩瞳；肢体屈伸不利或偏瘫，选加杜仲、牛膝、桑寄生、伸筋草、鸡血藤、丹参强筋壮骨、补益肝肾、活血通络、调和营卫，促使肢体恢复。肢体功能久不恢复者，可并服健步虎潜丸。

（3）脾虚气弱型

主证：面色萎黄，食少气短，懒言少动，消化不良或完谷不化，大便溏薄，脉沉细舌淡而胖。兼见眼睫无力，双耳失聪，目偏视或睑废，肢体萎软。

辨证：病后调护失宜或服寒凉镇惊之药太过而伤脾胃。脾为后天之本，五脏六腑之精气皆赖脾运而上承于目，脾虚气弱，运化失健，清阳下陷，脏腑精气不能上承于目，故双眼青盲或视瞻昏渺；清窍失充而双耳失聪；脾虚则面色萎黄，消化不良或完谷不化，眼睫无力，大便溏薄；胃弱则食少气短；中气不足，脉络空虚，风邪乘虚而侵，血脉涣散，逐至目偏视或睑废；脾主肌肉，四肢，气血双亏则筋骨失养，肢体失养故四肢痿软。

治则：益气升阳，调脾健胃。

方药：补中益气汤为主。如双耳失聪，则用益气聪明汤加石菖蒲益气聪耳，开窍明目。

随证加减：纳差或完谷不化者，先服香砂六君子汤（或丸）选加炒麦芽、炒稻芽、神曲健脾开胃，纳食转佳后再服主方；大便溏稀者，先服参苓白术散；目偏视或睑废，（即眼肌麻痹）重用党参、黄芪，选加鸡血藤、全蝎、僵蚕、伸筋草养血活血，舒筋通络，熄风解痉。

（4）肝肾不足型

主证：双眼干涩，手足颤抖，足软无力，脉细数或弦细，舌红少津，苔净。兼见肢体不灵，虚烦少寐，小便频数，口干舌燥，智力不好。

辨证：高烧伤阴耗液，肝肾阴虚，精血不足，故双眼干涩，口干舌燥，筋骨失养而手足颤抖，足软无力，肢体不灵。髓海上通于脑，脑为髓之海，肝肾不足，髓海失充故智力不足；肾虚则膀胱气虚而摄纳无权，约束失灵而小便频数；肾水不足，肝失滋养，阴虚肝旺而虚烦少寐。

治则：滋补肝肾为主，养血活血为辅。

方药：杞菊地黄汤、明目地黄汤、四物五子汤。

随症加减：病程较久，手足颤抖，足软无力者，选加丹参、鸡血藤、杜仲、牛膝、木瓜、桑寄生、路路通、橘络等养血活血，补益肝肾，强筋壮骨活络；口干舌燥，神烦少寐者，选加知母、黄柏、石斛、麦冬、玉竹、北沙参、天花粉，滋阴降火，润燥生津；小便频数加补骨脂、覆盆子；津液不足而便秘者加决明子、淡苁蓉、火麻仁等清肝润肠通便。

以上分型，既治疗眼病，又兼顾全身，更注意分型转化，韦老强调"法随证转"，治疗过程中，患儿证候转化，则立法，用药亦随之而变，体现出辨证论治的实质。

2. 分型年龄和疗效的关系

韦老认为"肝经风热型"多为实证，病程短，临床尚有风热的证候，根据"热极生风，热解风自熄"的理论。辨证和辨病相结合，不但视力恢复，而且全身证状亦相应地好转和恢复，标本兼顾，疗效最好。如本型治疗不及时或不彻底，多数转化为"血虚肝郁型"，临证尚有余热未尽之证候，治以舒肝解郁，养血活血为主，并根据"热邪劫阴，累及肝肾"的理论，辅以平补肝肾，标本兼治，虽疗程较长，但疗效满意。“脾虚气弱型”多为病后调护失宜或住院抢救阶段服用寒凉镇惊药太过，根据“虚则补之”、“缓则治本”的理论，进行辨证论治，本型病程长，脾虚则吸收不好，故疗效较以上病型差。“肝肾不足型”多由高烧惊风伤阴耗液所致，根据古人“肝肾之气充，则精彩光明”及“乙癸同源”的理论，给以滋补肝肾，培本补元，本型病程长，虽有一定疗效，但较上述两型为差。

年龄小、病程短，治疗及时，预后多好。综合古人的记载，参看现代医学年龄划分，结合小儿各个时期的特点，根据现有资料，我们将年龄分为三个阶段，即三岁以内婴幼儿；3～6岁学龄前期儿童；7～12岁学龄期儿童。小儿生理特点是脏腑娇嫩，气血未充，心神怯弱，卫外机能不固，对疾病抵抗力很弱，外易为六淫所侵，内易为饮食所伤。但其另一个特点是“生机蓬勃，发育迅速”。基于小儿“形体不足，功能不全”的生理特点，在病理上则反应为“易虚易实，易寒易热，传变迅速”；但小儿“病因单纯，神气安宁”，只要及时治疗，用药恰当，调护适宜，病情易趋康复，所以疗效比成人好，从上述验案亦证明这一论点。

3. 验方逍遥汤的作用机理

本方是韦老治疗儿童视神经萎缩的主要方剂，药味组成是丹栀逍遥散去生姜加枸杞子、甘菊、石菖蒲。丹栀逍遥散有疏肝理脾，清热凉血的作用。《审视瑶函》用以治疗“怒气伤肝，并脾虚血少致目暗不明”的暴盲症。韦老于该方中减去辛温耗散的生姜，加养肝益精明目的枸杞子、清肝明目的甘菊花、芳香开窍明目的石菖蒲，大大增强了本方明目作用。对于温热病后，余热未尽，热留肝经以致血虚肝郁而双目失明的儿童视神经萎缩疗效显著，这是韦老在古方丹栀逍遥散的基础上，结合自己的临床经验，化裁加减在眼科的运用。

# 第二部分　经验方及常用方

中药方剂的范围很广，不论单味多味，凡对中药进行一定方法的加工炮制，并制成一定的剂型，即能用于临床者，均可称作方剂。

单味中药制成的方剂，称作单方。适用范围比较明确，作用比较单一，便于就地取材，便于分析研究药物的性能、作用和有效成分等，是组成中药复方的基础。

二味或更多的中药配合制成的方剂，称作复方。一个方剂的组成，不论是古方或今方，都有一定的治则和适应症，根据中医辨证论治的原则，在临床应用方剂时，要随着病情的变化，体质的强弱，年龄的大小，灵活加减运用。

中药方剂的常用剂型是汤、丸、散、膏、丹五种。后四种属于成药，即通常所称的“丸、散、膏、丹”，其中一些虽有丸散之名，实际多作为汤剂应用。

韦老医生几十年来，在长期医疗实践中，摸索出一些有效的经验方，有些是根据前人经验成方，通过临床实践，化裁增减，删繁就简，使之取精用宏，扩大了治疗范围。现编集其经验方及常用方，分内服与外用两大类。内服方药中，为了便于临床参考，又大致归纳为疏风、清热、泻下、祛痰、利水祛湿、舒肝、平肝、理血、补气、血补、温中、滋补、和解、治疳、退翳、宜窍等16种常用治法，以供读者参考。

# 内 服 药

## 【汤剂】

俗称汤药和煎剂，将药物用水煎成汤液（有时加酒少许），去渣存汁温服，叫做汤剂。具有吸收快，作用速，照顾全面，适应复杂的病证，调整局部和整体的关系，补泻兼施，标本兼顾，且有随证加减，灵活使用等优点。在临床应用中，治裁方便，在各种剂型中为最常用的一种。

### 一、疏风剂

风有外风内风之分。外风，是指外感六淫之风邪引起的病证；内风是肝藏功能平衡的失调而发生的病证。

本章讨论的是外感之风邪，风为阳邪，百病之长，其性开泄，善行而速变，具有主“动”、主“升”的特点，四季均可发病，且寒、热、燥、湿诸邪均可依附风邪而侵犯人体，为外感疾病的先导，故称“风为百病之长”。

风邪伤人，容易侵犯人体的上部和肌表，所谓“巅顶之上，惟风可到”。《内经》谓：“伤于风者，上先受之”，因此和眼科关系尤为密切。眼科常见病中，伤于风热者较多见，特别是外障眼病更多见。风热之证，除了眼部出现红、肿、痛、羞明、流泪之外，间或伴有头痛、发热、恶风、咽痒、鼻塞流涕，脉浮数等全身性证候。风邪常可见挟寒、挟湿，挟痰的变化，可依面部和全身症状灵活应用。

临床治法，风胜者以疏风为主；有表证者解表为主；热盛时以清热为主，但应分辨表热、里热，表热者应辛凉疏解，里热时应兼清里热，表里俱实，风热两盛，则应表里双解，风热兼治。疏风解表药多辛散而燥，久服易伤阴津，所以表虚不固，或阴虚体弱者，均宜慎用，或在方剂中加扶正祛邪和滋阴生津之品，以标本兼顾，有利病机转化。

### （一）经验方

#### 1. 偏正头风方

组成：防风5克　荆芥穗5克　木瓜3克　苏叶5克　蝉蜕3克　甘草5克

功用：发表散寒，祛风止痛。

主治：外感风寒所致的偏头痛或偏正头风。常和其他方剂参合应用。

韦老在临床常用此方治疗风邪偏胜的上巩膜炎、角膜炎、角膜溃疡、慢性单纯性青光眼或单纯性青光眼急性发作，兼偏正头痛者。

方义：荆芥穗、苏叶发表散寒，祛风止痛；防风祛风除湿止痛；木瓜和中去湿，舒筋止痛；蝉蜕散风除热；甘草和中。

#### 2. 湿热头痛方

组成：淡豆豉10克　防风5克　浙贝母5克　荆芥3克　杏仁9克　金佛草6克　茯苓10克　桑叶10克　玄参6克　甘草3克　地栗5个

功用：祛风清热，润肺化痰。

主治：外感风邪、内有湿热之角膜炎，单纯性青光眼，急性结膜炎。韦老医生常用本方治疗上述眼病兼有痰湿内阻、久而生热、湿热上冲之头痛。

方义：荆芥、桑叶、防风、淡豆豉发表散寒、祛风止痛；贝母、杏仁、金佛草润肺泄热、化痰行气；玄参滋阴润燥；茯苓、地栗补脾清热化痰；甘草和中。

3. 风热头痛方

组成：蔓荆子10克　木瓜3克　荆芥5克　防风5克　苏叶5克（后下）　蝉蜕3克　川芎3克　藁本6克　白芷6克　桑叶10克　细辛3克　升麻1克　钩藤12克

功用：祛风止痛，活血破瘀，舒筋活络。

主治：感受风热，络脉瘀滞之眼胀，眼眶及眉棱骨痛、头顶痛者。韦老医生常用本方治疗风热重兼有瘀滞之巩膜炎、角膜炎、青光眼、眼底出血等。

方义：蔓荆子、荆芥、防风、藁本、白芷、细辛祛风止痛为主药；蝉蜕、钩藤、木瓜，平肝熄风、舒筋活络而止痛为辅助药；川芎活血破瘀止痛；桑叶散风热、清肝明目；升麻提升阳气而解表，兼治风火头痛；苏叶解表散寒。

4. 见风流泪方

组成：生石膏20克　黄芩6克　瓜蒌仁6克　白菊花6克　细辛3克　车前子10克（包煎）　焦栀子5克　川连3克　羌活5克

功用：清热降火，清肝止泪。

主治：韦老医生常用本方治疗心肺有热兼有风邪之眼流热泪者，如巩膜炎角膜溃疡等。

方义：生石膏、焦栀子、川连清热降火，止泪为主药；羌活、菊花、细辛疏风平肝清热为辅助药；黄芩清热燥湿而止泪；瓜蒌仁清火化痰，润肺下气而通便；车前子利尿渗湿，清肝明目。

5. 平肝止泪方

组成：川芎6克　木贼6克　荆芥6克　防风6克　羌活6克　甘草3克　白菊6克　生石膏12克　石决明24克　蝉蜕3克

功用：祛风止泪，平肝清热。

主治：韦老医生常用于肝经风热壅盛所致流泪，如虹膜结睫状体炎、角膜炎、角膜溃疡等。

方义：荆芥、防风、羌活、木贼、蝉蜕疏风清热止泪为主药；生石膏清热降火；草决明、白菊清肝肺之热止泪为辅助药；川芎活血破瘀退赤止痛；甘草和中。

6. 双眼肿胀如桃方

组成：牛蒡子3克　黄芩5克　川连5克　防风6克　羌活5克　连翘6克　薄荷3克　荆芥6克

功用：清热解毒，疏风消肿。

主治：风热外侵，热毒壅盛所致眼睑水肿，临床用于过敏性眼睑炎、麦粒肿、急性结膜炎等。

方义：薄荷、羌活、荆芥、防风祛风清热解表止痛而消肿；牛蒡子散风消肿；连翘清热解毒消肿都是主药。黄芩、川连清热降火，燥湿消肿为辅助药。

7. 治蟹珠方

组成：党参10克　生石膏15克　赤芍10克　桔梗3克　黄芩6克　甘草3克　细辛3克　防风5克　远志6克

功用：清热降火，益气活血，祛风止痛。

主治：邪正俱虚，韦老医生用于角膜溃疡穿孔、虹膜脱出者。

方义：根据韦老医生的经验，蟹珠症起病急剧，角膜溃疡穿孔，虹膜脱出，肿痛难忍，急宜泻肝经实火，痛消珠平，重在扶正祛邪。本方以石膏、黄芩清肝肺之热而降火；党参、赤芍益气活血而扶其正；用防风、细辛祛风散寒，止痛都是本方的主药；甘草和中；远志宁心安神；桔梗载药上行。补泻兼施，标本兼顾。

8. 补肝散

组成：车前子9包（包煎） 黄芩9克 羌活6克 细辛3克 玄参9克 党参6克 茯苓9克 防风6克 生石膏15克（先下）

功用：祛风清热降火，益气扶正，清肝明目为主。

主治：肝肾不足，外受风邪，症见视物昏蒙变色和视一为二。韦老医生常用于中心性视网膜病变、眼肌麻痺、早期白内障等。

方义：羌活主散肌表游风，防风祛风而不燥，细辛散风祛寒通窍止痛；党参益气健脾而扶其正，为本方主药；石膏清热降火；黄芩清热燥湿，兼有清肝明目之力，为本方辅助药；玄参滋阴润燥清热；车前子利尿渗湿清肝明目。本方祛风而不燥，补中有泻，泻中有补，补泻兼施。

**（二）常用方**

9. 羌活胜风汤 （《原机启微》）

组成：白术2克 枳壳、羌活、川芎、白芷、独活、防风、前胡、桔梗、荆芥、甘草各1克 柴胡2克 黄芩2克

功用：祛风解表，清热止痛。

主治：风胜热浅，太阳脑巅头痛、少阳头痛、眉棱骨痛，鼻塞流涕，睑肿热泪如汤，外障疾患。韦老医生用于流行性结角膜炎、角膜溃疡、巩膜炎、虹膜睫状体炎等。

方义：羌活、独活、白芷、防风、荆芥祛风散邪止痛；柴胡、前胡疏少阳与上焦之风邪；黄芩清上焦风热，兼有清肝明目之功；桔梗疏风载药上行；白术、枳壳、甘草健脾和中。

10. 防风羌活汤（《审视瑶函》）

组成：防风6克 羌活6克 姜半夏6克 黄芩6克 制南星6克 细辛2克 炒白术9克 甘草3克

功用：祛风散寒，除湿化痰止痛。

主治：因风寒而致头痛，后枕骨痛，眉棱骨痛或因痰湿上泛引起头痛目胀。韦老医生用于慢性单纯性青光眼、睑板腺囊肿、风热型结角膜炎。

方义：羌活、防风祛风治太阳头痛；细辛散寒治少阴头痛；川芎活血行瘀治前额、巅顶部头痛；黄芩、半夏辛开苦降而化湿痰；南星祛风化痰；白术、甘草健脾化湿，以保胃气。

11. 驱风一字散（《审视瑶函》）

组成：制川乌6克 川芎9克 防风6克 荆芥6克 羌活6克

功用：祛风散寒，活血止痒。

主治："痒如虫行，病属心肝"，韦老医生用本方治疗风湿偏重的春季卡他性结膜炎。

方义：川乌温通经络，有祛风散寒燥湿止痒之功；川芎活血通络止痒；羌活、防风、荆芥祛头面之风邪而止痒。

12. 驱风散热饮（《审视瑶函》）

组成：连翘9克 牛蒡子10克 羌活10克 薄荷5克（后下） 大黄（酒浸）6克 赤芍10克 防风10克 归尾10克 甘草3克 炒栀子9克 川芎9克

功用：清热泻火解毒，祛风活血破瘀。

主治：韦老医生用于感受风热之邪的急性结膜炎，角膜炎、角膜溃疡的早期及外麦粒肿红肿期。

方义：大黄、连翘、炒栀子清热泻火而解毒为主药；防风、羌活、薄荷、牛蒡子祛风散热解表为辅助药；归尾、川芎、赤芍活血破瘀消肿；甘草和中。

13. 除风清脾饮 （《审视瑶函》）

组成：大黄6克　黄芩6克　黄连6克　玄明粉5克（冲服）　知母6克　连翘9克　玄参9克　陈皮6克　桔梗6克　荆芥6克　防风6克　生地10克

功用：清热化湿，滋阴凉血，祛风泻火。

主治：韦老医生对脾经风热蕴结，羞明、流泪、沙涩难睁之砂眼、睑缘炎常用此方。

方义：防风散风除湿；荆芥祛风止泪；生地、玄参、知母滋阴清热，凉血降火；连翘清热解毒，风热消退则羞明流泪亦随之而消，故为主药；陈皮、桔梗行气化滞，载药上行；大黄、黄芩、黄连、玄明粉清热泻火，荡涤肠中之湿滞。

## 二、清热剂

清热剂是根据内经"热者寒之"的治疗原则组成的。通过清气、凉血、泻火，解毒以清除里热的一类方剂，属于八法中的"清法"。

热有实热和虚热之分。随着病邪的浅深、轻重和病人体质强弱的不同，有清泄气分、清营凉血、清热解毒、清热养阴、清透少阳、清热泻火之别。以脏腑辨证而论，又有泻心、泻肺、泻肝、清脾之异。分别适用于各种不同类型的里热证。

实热多因六淫外侵所致，证见目赤肿痛，眵多干结，热泪如汤，怕热羞明，壮热烦渴、口干唇燥，溲赤便秘，头剧痛或痛如斧劈，眼胀欲突，苔黄脉数等。热为火之渐，火为热之极，两者仅是程度上的差别，火热之甚则为毒，常称热毒或火毒，故有清热泻火，清热解毒和泻火解毒之法。临床上又常与风邪，湿邪相挟，所以有清热祛风，清热利湿，清热化湿法。火热之邪上炎清窍，内灼脏腑，伤津耗液，而有化燥之变，治疗时必须照顾津液，因此有清热养阴或清热生津法，邪盛正虚时，又需益气养血，扶正祛邪。

清热剂为清里热之剂，表邪未解，不宜过早使用，先以解表，适加清热之品，否则有凉遏恋邪之弊。清热剂组成多为苦寒药，寒凉太过，易损脾气，中虚胃寒者应慎用。韦老医生常在清热剂中加炒白术、山药之类，以益胃气而扶后天生化之源。虚热皆由阴津不足或阴血亏损而生内热，久热亦可伤阴化火，治宜滋阴降火（详见补益剂滋阴法）。





### （一）经验方

14. 红肿翳障方

组成：生地15 克　赤芍10 克　密蒙花 10 克　白芷 6 克　石决明 25 克（先煎）　赤石脂 10 克　焦冬术 6 克　夏枯草 10 克　细辛 3 克　川芎 6 克　黄芩 10 克　甘草 5 克

功用：祛风清热，滋阴活血，退翳明目。

主治：韦老医生用本方治疗肝肺风热壅盛，羞明、流泪、疼痛等刺激症状明显的角膜炎和角膜溃疡。

方义：石决明、密蒙花平肝清热，退翳明目，治目赤翳障是主药；生地、赤芍、川芎滋阴活血、退赤明目为辅助药；白芷、细辛祛风止痛；夏枯草、黄芩清肝散结明目；赤石脂收敛生肌，根据韦老医生的经验，对久治不易愈合的角膜溃疡有促进愈合之功；焦白术、甘草健脾和中，调和诸药。本方标本兼顾，药性平和，适用男女老少，是治疗各种角膜炎、角膜溃疡的主方。

15. 退红良方

组成：龙胆草6克　甘菊花6克　生地15克　焦栀子6克　密蒙花6克　夏枯草5克　黄芩3克　连翘6克　桑叶6克　草决明10克

功用：清肝泻火，滋阴清热，退翳明目。

主治：韦老医生常用于肝胆火盛之头痛目赤，口苦舌红，临床如巩膜炎、单纯性青光眼、单纯性角膜溃疡、色素膜炎等。

方义：龙胆草泻肝胆实火；夏枯草、炒栀子清肝泻郁火以助龙胆草之力，为主药；生地滋阴凉血，防火邪伤阴为辅助药；黄芩，连翘清肝解毒；草决明、密蒙花清肝退翳明目；桑叶散风清热，退翳明目；甘菊花平肝清热，退翳明目。

16. 退眼角红方

组成：炒栀子6克　知母5克　黄芩5克　桑叶6克　菊花9克　生地15克　薄荷5克（后下）

功用：滋阴降火，散风清热。

主治：适用火盛伤阴，眦部红赤，涩痒兼作，舌红少津，脉细稍长者。韦老医生常用于眦部结膜炎、泡性眼炎、上巩膜炎等。

方义：生地滋阴凉血，润燥而扶正；炒栀子清三焦郁火而退赤；黄芩清肺明目；桑叶、菊花平肝、清肝、退赤明目；薄荷散风清热而解表邪；知母滋阴降火而退赤。

17. 菊栀散热饮

组成：甘菊花6克 焦栀子6克 密蒙花9克 黄芩6克 连翘6克 桑叶6克 草决明10克

功用：清热降火，平肝退翳。

主治：用于郁火未解，眼红迟迟不退，羞明流泪，涩痒并重之沙眼性结膜炎、急慢性结膜炎、巩膜炎、单纯性角膜炎等。

方义：草决明、菊花、密蒙花、黄芩、桑叶清热祛风退翳明目；连翘、栀子清热泻火。

18. 红肿痛方

组成：柴胡6克 黄芩6克 赤芍6克 川芎6克 夏枯草6克 生锦纹12克 苏薄荷5克 木贼草9克 枳壳9克 生地15克

功用：泻火解毒，活血行瘀，清肝明目。

主治：韦老医生用于红肿赤痛，眉棱骨痛，羞明流泪眵多，腑气不通，证属肝胆实火之角膜炎或角膜溃疡。

方义：柴胡、黄芩、夏枯草、木贼草清热泻肝；生锦纹、枳壳泻热行滞助清热泻肝之力，为本方主药；川芎、赤芍凉血活血而退赤；薄荷清头目风热；生地滋阴凉血。

19. 治脓漏眼方

组成：银花9克 川连2克 黄芩6克 防风6克 木贼草6克 丹皮6克 桑叶9克 白蒺藜9克 石决明20克（煅先下） 甘菊6克 蜕衣3克 焦山栀10克 羌活6克

功用：祛风平肝，清热解毒。

主治：卡他性结膜炎、急性泪囊炎等。

方义：防风、羌活祛风解表；桑叶、菊花、蝉衣、木贼草，白蒺藜祛风平肝，退翳明目；石决明平胆明目；银花清热解毒；川连黄芩、丹皮清热泻火凉血。

20. 经常流泪方

组成：羌活6克　滁菊6克　地骨皮9克　生锦纹9克　桔梗6克　桑叶5克　连翘6克　川芎5克　木贼草6克　甘草3克

功用：祛风平肝止泪，清热泻火。

主治：常用于由炎症刺激引起的以流泪为主的眼科疾患，如急性结膜炎、巩膜炎、角膜炎、角膜溃疡等，如无分泌物，可去生锦纹，连翘。

方义：羌活、菊花、桑叶、木贼草清热疏风平肝止泪为本方主药；川芎活血，行血祛头面之风；连翘、生锦纹清热泻火；桔梗、甘草调和诸药，引药上行。

21. 消炎退障方

组成：柴胡6克　黄芩6克　川芎6克　白芷5克　薄荷6克　夏枯草6克　牛蒡子6克　生锦纹9克　木贼草6克　炒枳壳9克　石决明24克（先煎）蛇蜕2克

功用：清肝祛风，退翳明目，泻火导滞。

主治：本方适用于目赤疼痛，怕光羞明，眵泪交流，肝胆实火，大便干结之角膜炎、角膜溃疡。或角膜溃疡初愈，黑睛翳膜未消，兼有上症者。

方义：柴胡、黄芩、夏枯草、生锦纹清肝泻火，破瘀退赤；川芎、白芷行血祛风止痛；薄荷、牛蒡子散风解热；石决明、木贼草、蛇蜕平肝祛风，退翳明目；枳壳宽中理气助生锦纹导滞之力。

22. 眼珠痛如针刺方

组成：丹皮9克　地骨皮9克　龙胆草9克　枸杞子9克　川连5克　苍白术各6克　蝉衣3克　防风5克

功用：平肝祛风，泻火止痛为主。

主治：韦老医生用于心肝实火所致的眼珠针刺样疼痛。

方义：龙胆草、川连泻心肝实火而止痛，为本方主药；丹皮、地骨皮清虚热而凉血，为辅助药；蝉衣、防风清热散风而止痛；苍白术健脾化湿而扶中；枸杞子清肝益肾而明目。

**（二）常用方**

23. 龙胆泻肝汤　（《医宗金鉴》）

组成：龙胆草10克　黄芩6克　炒栀子6克　泽泻6克　木通6克　车前子3克　当归3克　柴胡6克　生地6克　甘草2克

功用：清肝利湿，滋阴降火。

主治：胆经湿热内蕴，久而化火生风上炽清窍，头痛目胀，白睛红赤，胁痛口苦，耳鸣、耳聋，眉棱骨痛；如湿热下注则为小便淋浊，下肢红斑结节等。韦老医生常用于肝胆实火，兼有湿热的角膜溃疡、虹膜睫状体炎、毕夏氏综合征、急性充血性青光眼等。

方义：龙胆草泻肝胆实火；黄芩、栀子助龙胆草清肝泻火之力；木通、车前子、泽泻清热利湿，引热下行；当归、生地养血滋阴而防火热伤阴；柴胡疏肝理气、发抑郁之邪火。

24. 导赤散　（《小儿药证直诀》）

组成：生地18克　木通10克　淡竹叶9克　生甘

草梢6克

功用：清热滋阴，利湿泻火。

主治：韦老医生用于心经热盛，面赤神烦，口舌生疮或小便赤涩，尿道刺痛之眦角性睑缘炎、泡性结膜炎、巩膜炎等。

方义：生地清热凉血；淡竹叶青心除烦；木通利尿降之；生甘草梢泻火止痛。数药相合，清心而兼养阴，利湿而能导热，为上病下治之法。

25. 三黄汤　（《金匮要略》亦名三黄泻心汤）

组成：黄芩12克　黄连9克　大黄9克

功用：泻火解毒，清肝化湿。

主治：韦老医生常用于溃疡性睑缘炎、眼底出血、急性化脓性虹膜睫状体炎。

方义：湿热结滞，火热亢盛者均可用之。大黄苦降行瘀，有通腑泻火，止血之功；对血热妄行之眼底出血韦老医生常用此方，因无留瘀之弊。



26. 目珠突出方　（《经验方》）

组成：炒栀子6克　薄荷3克（后下）　赤芍10克　枸杞子10克　苍术5克　车前子10克

功用：清热散风，活血行瘀，清肝明目。

主治：韦老医生常用此方治疗眶内炎症所致眼球突出、视网膜母细胞瘤（猫眼期）。

方义：焦栀子清热泻火；薄荷散风清热；枸杞子清肝明目；赤芍活血行瘀；苍术健脾燥湿；车前子清肝利湿明目。

## 三、泻下剂

泻下剂亦称攻里剂，属八法之一，具有荡涤肠胃，攻逐实积的作用。六腑以通为顺，眼科运用泻下剂，是借通腑导滞之法，泄头目之热邪毒火，从而达到上病下治，导热下行的目的，韦老医生称之为“釜底抽薪”法。临床热盛毒深之实热证，可适当选用泻下法，并与清热泻火，清热解毒法合并使用。

泻下剂所用药物多为猛烈尅伐之品，易伤正气，凡年高体弱，胎前产后，妇女经期，大病后伤津亡血之体，确有里实，也要兼顾其虚，剂量适当减小，如大便畅行，热毒已减，峻下之剂则应停用。韦老医生常在方中加入全瓜蒌、火麻仁、决明子等，使之润肠通便而缓下，六腑和顺，五脏调和，气不滞而血不逆，头目邪热下行，病机转化，达到上病下治之目的。

**（一）经验方**

27. 泻火解毒方

组成：生锦纹 12 克　生枳壳 6 克　玄明粉 9 克

功用：泻火解毒。

主治：热盛毒深之角膜溃疡、角膜炎、巩膜炎、急性结膜炎、急性泪囊炎、麦粒肿等。

方义：生锦纹泻火解毒，行瘀破积；玄明粉清火泻热，润燥软坚为本方之主药；枳壳破气消积以助药力，为辅助药。

28. 破赤丝红筋方

组成：生锦纹 12 克（后下）　玄明粉 9 克　桃仁 3 克　归尾 9 克　红花 3 克　赤芍 6 克　白菊 6 克　密蒙花 6 克　生甘草 3 克

功用：活血破瘀，泻火解毒为主，辅以退翳明目。

主治：韦老医生常用于前房积脓性角膜溃疡、因炎症所致球结膜混合充血经久不退者。

方义：生锦纹、玄明粉、生枳壳泻火解毒，行滞消积，以助药力为辅助药；白菊、密蒙花清肝消翳明目。

29. 眼珠灌脓方

组成：生锦纹12克（后下） 枳实6克 玄明粉9克（冲服） 瓜蒌仁9克 银花10克 黄芩6克 生石膏12克（先煎） 夏枯草6克 天花粉6克 淡竹叶6克 甘草3克

功用：清热解毒，泻火破瘀，养阴生津。

主治：本方应用于大便燥结，小便短赤之角膜溃疡所致前房积脓者。

方义：生锦纹、枳实、玄明粉泻火解毒，使头目热邪下泄而积脓自消，是釜底抽薪之法；银花清热解毒排脓都是本方主药；黄芩，夏枯草清肝明目；淡竹叶、生石膏清热泻火是辅助药；天花粉生津存阴清热除烦。

**（二）常用方**

30. 大承气汤 （《伤寒论》）

组成：大黄12克（酒洗后下） 厚朴9克 枳实9克 芒硝9克（冲服）

功用：泻火解毒，破气消积。

主治：眼科常用于热盛毒深之急性结膜炎、前房蓄脓性角膜溃疡、巩膜炎、各种急性传染病后双目失明，大便燥结、项强、四肢发痉或手足抽搐者。通里是手段，泻火解毒是目的，因此韦老医生常与清热解毒剂配合应用，引头面热毒下行。如温热病后邪实正虚，改用紫雪丹（详见宣窍剂）。

方义：大黄苦寒峻下，攻结散热；枳实破气消积；厚朴下气除满；芒硝软坚润燥。四药相配，能通结泄热，消痞软坚而存阴液。本方量重力猛，韦老医生特别提出，眼科病人，非实证莫用，孕妇禁用。

31. 泻脑汤（《审视瑶函》）

组成：防风6克　车前子9克　木通5克　茺蔚子9克　茯苓12克　熟大黄9克　玄参15克　玄明粉9克　桔梗6克　黄芩5克　连翘6克　六一散9克（包煎）

功用：清肝泻火，破瘀利水。

主治：本方用于热毒亢盛，脉络瘀滞，目珠欲爆，犹鹘鸟之眼珠，目赤而不能转动，韦老医生常用本方治疗视网膜母细胞瘤眼内生长期（猫眼期）。

方义：黄芩、玄明粉、大黄清肝泻火；连翘清热解毒为主药；木通、茯苓、六一散、车前子、茺蔚子清热破瘀利水为辅助药；玄参养阴生津；防风祛头面之风邪；桔梗引药上行，直达病所。

韦老医生特别提出，如好眼尚未转移者，尽量劝说家长将患儿患眼摘除，然后再服上方，最多两周，以保好眼和生命。

## 四、祛痰剂

祛痰法是通过化痰和涤痰，以治疗因痰致病的一种方法。

痰为人体功能失调的病理产物，同时又是致病因素。痰在人体内随气血升降，无处不到，病变多种多样，极为复杂。因此，前人称“痰为百病之母”，在肺则咳嗽气逆喘满；在脾胃则恶心呕吐痰涎；在心则痰迷心窍，神昏癫狂；在头则眩晕头痛；在肌肤经络则麻木不仁，或生痰核肿块瘰疬诸症等。眼科痰证如睑板腺囊肿（胞生痰核）、眼肌麻痹、青光眼、中心性视网膜炎、色素膜炎、玻璃体混浊等。

痰为津液，水湿所化，产生的原因不一，或为外感风寒，肺热所生；或为脾失运化，水饮停留；或为气滞血瘀，痰饮壅塞经络所致；或为肾阳不振，不能蒸化输布水饮所致。因此在治疗方面，化痰不离燥湿，渗湿、行气、健脾，使津液输布，水湿消散，其他如配合温阳、清热、润燥、消食，攻逐等法。

**常用方**

32. 正容汤 （《审视瑶函》）

组成：羌活5克　防风5克　秦艽6克　胆星3克　白附子5克　姜半夏9克　木瓜3克　白僵蚕6克　黄松节（即抱木茯神）3克　甘草3克　生姜3片　加黄酒少许同煎。

功用：祛风化痰，舒筋活络。

主治：口眼歪斜。韦老医生常用本方治疗风痰阻络，筋脉挛急之麻痹性斜视；面神经麻痹所致口眼歪斜；急惊风后眼肌及动眼神经麻痹等。

方义：羌活、防风祛风化湿；秦艽活血祛风；木瓜舒筋活络而化湿；僵蚕、白附子、胆星祛风化痰，燥湿解痉，都是主药；姜半夏燥湿化痰；黄松节主治风痰，口面㖞斜，毒风筋挛不语，心神惊虚，是辅助药；生姜祛痰和胃。本方加黄酒少许同煎，上走头面，而通脉络，以助药力。

33. 牵正散 （《柏氏家藏方》）

组成：白附子　僵蚕　全蝎　各等分，共研细末，每服3克，温酒调服。

功用：熄风化痰，解痉活络。

主治：韦老医生用本方治疗风痰阻络所致的眼肌麻

痹、面神经麻痹、动眼神经麻痹。

方义：白附子祛头面之风而解痉；僵蚕熄风化痰定惊；全蝎熄风镇痉。热酒调服引药上行，直达头面，以助药力。

34. 二陈汤 （《局方》）

组成：制半夏10克　橘红10克　茯苓10克　炙甘草5克　生姜二片

功用：燥湿化痰，理气和中。

主治：咳嗽痰多，恶心呕吐，头晕头痛。韦老医生用本方加味治疗湿痰内困、湿浊上泛之中心性视网膜脉络膜病变（黄斑部水肿渗出期）、湿浊上扰清窍所致的偏正头风和慢性单纯性青光眼、湿痰壅阻经络之睑板腺囊肿等。

方义：半夏燥湿化痰止吐，兼有软坚散结之效为主药；茯苓、陈皮健脾利湿、理气化痰为辅助药；生姜温中化痰；甘草补中祛痰。

## 五、利水、祛湿剂

湿邪的来源有二：一是外湿侵淫，如淋雨涉水，居处潮湿，或长期在水中作业；二是湿从内生，如过食生冷，饮酒不已，脾阳不振，运化失健，湿邪内困。湿邪又常与其他六淫兼见，有湿从热化、湿从寒化之不同；有挟风挟痰之异。湿邪在上则头重目黄；湿邪在外则寒热，关节疼痛或肢体浮肿；湿邪在中则胸痞呕恶，腕腹胀满或周身发黄；湿邪在下则足胫浮肿，或小便淋浊。湿邪在眼，证见眼睑湿疹、睑缘炎、湿浊上泛之中心性浆液性视网膜脉络膜病变黄斑区水肿期、早期青光眼等。

治疗方面，根据病因病机不同，参合脉症，分别选用燥湿化浊，利水化湿，清热利湿，温化水湿等法。但应注意燥湿之药过量或久服易伤阴耗津，利水渗湿之剂亦能伤阴劫液，因此，韦老医生临证处方常酌加生津养血之品，以护津液。

**(一) 经验方**

35. 治暑湿头痛方

组成：藿香9克　木贼草6克　省头草9克　块滑石9克　白蒺藜9克　炒陈皮5克　黄芩5克　白菊5克　生熟薏苡仁各12克

功用：芳香化湿，健脾利湿，平肝止痛。

主治：韦老医生常用本方治疗暑温湿困所致头痛眼痛为主症的慢性单纯性青光眼、球后视神经炎、中心性浆液性视网膜脉络膜病变等。

方义：藿香、省头草祛暑化湿，芳香化浊，为本方之主药；滑石清热利湿；陈皮、生熟薏苡仁健脾化湿，为清热利湿之要药；黄芩清热燥湿而有清肝明目之功；白菊、白蒺藜、木贼草平肝祛风止痛，且有明目之效，是本方之辅助药。

**(二) 常用方**

36. 五苓散　(《伤寒论》)

组成：泽泻10克　茯苓10克　猪苓10克　白术10克　桂枝6克

功用：温阳化气，利水化湿。

主治：韦老医生常用本方治疗脾阳不振，湿浊内困，上泛清窍之慢性单纯性青光眼、中心性浆液性视网膜脉络膜病变（黄斑部有水肿及渗出者）、早期视网膜震荡（视网膜有水肿者）。经常与其他方剂配合使用。

方义：茯苓、猪苓、泽泻利水渗湿而消水肿，为本方主药；白术健脾燥湿；桂枝温阳化气，气化则水自行，为本方辅助药。

## 六、舒肝剂

肝藏血，主疏泄，开窍于目。目受血而能视。肝气具有疏展、升发的生理功能，喜条达。气机调畅，则气血调和，升降有序。七情内伤和肝气郁结均能影响到肝气的条达，气机不畅升降失序，玄府郁滞或郁闭，精血不能上承，目窍失养而失灵明。

肝藏血，脾统血为生化之源。肝气条达，脾得健运。肝血畅旺，神光充沛。肝气不舒则易侮脾，使运化失健，津液气血之源受到影响。肝郁则气滞，久郁生热化火而肝气横逆。血随气涌上犯空窍，或血热妄行，邪害空窍均可引起眼底出血。因此眼和肝的关系最为密切。疏肝解郁，通利玄府是韦老医生治疗眼底病的重要方法之一。

### （一）经验方

37. 逍遥散验方

组成：归身9克　焦白术6克　甘草3克　柴胡6克　丹皮6克　茯苓12克　焦山栀6克　白菊6克　白芍9克　枸杞子9克　石菖蒲10克

功用：舒肝解郁，清热养血，平补肝肾。

主治：七情内伤所致肝郁气滞型，或温热病后；玄府郁闭而致双眼失明，如球后视神经炎、视神经萎缩、皮质盲（近似中医青盲）、或突然失明如急性球后视神经炎、视网膜中央动脉阻塞（一天内）、视网膜中央静脉血栓形成、视网膜静脉周围炎所致玻璃体出血（近似中医暴盲)。韦老医生在古方"丹栀逍遥散"的基础上,去生姜加枸杞子、菊花、石菖蒲化裁增减,取精就宏,扩大治疗范围。这是中医"异病同治"的特点。特点是儿童急性热病后视神经炎、视神经萎缩、皮质盲临床表现为"血虚肝郁型"者,均可用本方治疗,疗效十分显著。若表邪已解,亦无低烧,可去薄荷;药后大便溏稀者,可去栀子、菊花,加党参益气健脾,而扶其正。

方义:柴胡舒肝解郁;归身、白芍养血柔肝而和脾;茯苓、白术、甘草健脾燥湿和中;丹皮、栀子清热、凉血而泻郁火;菊花平肝明目;枸杞子清肝、益肾明目;石菖蒲芳香开窍明目。韦老医生认为,本方应用于眼科上述疾患,不但有舒肝行气解郁之功,且有平肝、益肾明目之效。"木郁达之",玄府通利,则目得濡养而神光充沛。

38. 止痛散

组成:瓜蒌根(即天花粉)10 克　柴胡 10 克　甘草 10 克　生地 12 克　黄芩 10 克　生姜 2 片　大枣 5 枚

功用:疏肝清热,滋阴润燥,生津止痛。

主治:韦老医生常用此方治疗肝郁气滞,久而化火,伤阴生燥;或肝火上炎,而犯清窍,证见头额部痛、眼胀痛,或目赤疼痛之虹膜睫状体炎、巩膜炎等。

方义:柴胡疏肝解郁,配合黄芩能清肝火而止痛;生地、天花粉滋阴生津而润燥;大枣和脾健中;生姜散寒止痛。

39. 和胃止呕方

组成:柴胡 5 克　姜半夏 10 克　川朴 6 克　淡豆

豉10克　黄芩5克

功用：疏肝、和胃、止呕。

主治：肝气犯胃，胸隔苦满，作逆呕吐。韦老医生常用本方治疗妊娠呕吐和肝胃不和、浊阴上逆之青光眼、视网膜玻璃体出血以及小儿温热病后，肝强胃弱所致之呕吐者。

方义：胃失和降、气逆于上而发呕吐。柴胡、黄芩疏肝清热、和胃止吐，为本方主药；川朴化湿而除胸腹之胀满；豆豉解表除烦；姜半夏降逆止呕。古人有半夏“堕胎”和厚朴孕妇慎用的理论，韦老医生常用妊娠恶阻的眼病患者，但均和砂仁配用，因砂仁有行气和中，止痛安胎之功，故服后无损胎儿。

40. 双目干痛方

组成：柴胡6克　荆芥5克　香附3克　车前子6克　防风5克　焦栀子9克　青皮5克　川芎6克

功用：疏肝理气，祛风清热。

主治：肝气郁结、风邪乘虚外侵所致双眼干痛症。韦老医生常用本方治疗情志不遂、肝郁气滞或产后哭泣而致双目无病干痛者。

方义：柴胡、青皮疏肝理气，解郁；香附理气解郁，调经止痛，能除三焦气滞和通行经脉，是本方主药；栀子清热降火；车前子清热利水，而有明目之效是辅助药；川芎活血行瘀止痛；防风、荆芥散风清热止痛。

**（二）常用方**

41. 逍遥散　（《局方》）

组成：柴胡10克　当归12克　白芍15克　茯苓12克　白术10克　甘草3克　生姜3片　薄荷2克

（后下）

功用：疏肝解郁，健脾和营。

主治：情志不遂，肝气郁结，头晕目眩，两胁作痛，乳房胀痛，月经不调。韦老医生常用本方加减治疗各种眼内病。如肝郁气滞型的球后视神经炎、视神经萎缩、巩膜炎等。以本方为基础，一般均去生姜。

方义：柴胡舒肝解郁；当归、白芍补血养血都是主要药；茯苓、白术、甘草健脾益气和中；薄荷散风清热解表；生姜温中散寒止呕（如无中寒泛恶者去之）。

42. 丹栀逍遥散 （《医统》）

组成：逍遥散加丹皮、栀子。

功用：疏肝解郁，健脾养血，清热凉血。

主治：除同逍遥散外，韦老医生常用本方治疗血虚有热、头痛目胀、肝经郁滞型急性球后视神经炎、儿童视神经萎缩、视网膜静脉周围炎引起玻璃体出血、视网膜中央静脉血栓形成（早期）等。

方义：栀子、丹皮清热凉血、兼清肝火。其他同逍遥散。

43. 柴胡参术汤 （《审视瑶函》）

组成：柴胡5克 党参12克 熟地18克 白芍10克 白术10克 甘草3克 青皮3克 川芎5克 归身10克

功用：疏肝理气，补养气血。

主治：韦老医生常用本方治疗肝经郁滞，气阴两虚的暴盲，如急性球后视神经炎、早期中央静脉血栓形成、暴怒伤肝后视网膜血管痉挛以及视神经萎缩等眼底病。

方义：肝经郁滞，“郁者达之”，故用柴胡，青皮疏肝、理气、解郁，气机通利，气血畅旺，目得濡养则神光充沛；党参、白术、甘草益气健脾和中；熟地、当归、白芍、川芎养血活血而明目。

## 七、平肝剂

风邪外侵，上先受之，外感之风邪，法当疏解，而肝为风木之脏，又为刚脏，主藏血，以阴为本，以阳为用，由于阴阳失去平衡可以引起肝风内动，但原因不一，有肝阳上亢，肝热动风，阴虚动风等不同机理，均属本虚标实。肝阴不足则肝阳上亢，风阳上扰清窍，临证头目眩晕，头痛目胀，两目干涩，耳鸣，失寐健忘，肢麻，舌红少津，脉弦数，当以滋阴潜阳。如因肝热生风，证见头部抽痛，头晕眼花，手足震颤，目紧上视，瞳孔散大，咬牙踢足，韦老医生常用平肝熄风，滋阴明目法治之。

本类方剂，药多重坠，金石蚧贝之类易损脾胃，因此脾虚胃弱者慎用或适减剂量。

**经验方**

44. 青光眼三方

组成：石决明 24 克　白蒺藜 10 克　决明子 15 克　防风 6 克　羌活 6 克　蝉蜕 6 克　密蒙花 6 克　白术 10 克　白芷 6 克　细辛 3 克　生地 20 克

功用：平肝清肝、祛风止痛、滋阴明目。

主治：韦老医生对阴虚肝旺、兼感风邪之偏头痛、眉棱骨痛、眼胀、口干神烦、头晕耳鸣、时轻时重、时发时止之慢性单纯性青光眼（宽角），眼压在 25 ~ 35 毫米汞柱左右，常用此方，对消除或减轻症状、控制眼压有一定作用。

方义：石决明、白蒺藜、决明子平肝、清肝而明目，根据韦老医生的经验，同时有降眼压的作用，是本方主药；防风、羌活、白芷、细辛祛风邪而止痛，是辅助药；密蒙花、蝉蜕疏风清热、兼有退翳明目之效。本方风药较多，易伤阴生燥，故用生地滋阴润燥明目；白术健脾燥湿而扶正气。标本兼顾，是韦老医生治疗慢性单纯性青光眼之主方。

45. 慢性青光眼方

组成：防风 5 克　羌活 5 克　细辛 3 克　蝉蜕 3 克　石决明 24 克　菊花 5 克　密蒙花 9 克　生地 15 克　川芎 5 克　石斛 9 克　僵蚕 6 克

功用：祛风平肝，滋阴活血，清热化痰。

主治：肝阳上亢，风邪外侵、兼有痰湿内蕴之偏正头风，韦老医生常用本方治疗慢性单纯性青光眼，兼有上述症状者。

方义：防风、羌活、细辛祛风邪而止痛；密蒙花、菊花、蝉蜕平肝散风、退翳明目；生地、石斛、川芎滋阴生津，活血祛风；石决明平肝降压明目；肝热生风故用僵蚕平肝熄风，清热化痰。

46. 平肝退翳明目方

组成：白蒺藜 9 克　青葙子 9 克　蔓荆子 9 克　珍珠母 15 克　谷精草 10 克　夜明砂 10 克（包煎）山药 10 克　川芎 6 克　菊花 9 克

功用：平肝活血、退翳明目。

主治：角膜溃疡后、视物不清、眼球疼痛。

方义：黑睛留有云翳，故用白蒺藜、青葙子、珍珠母、谷精草、夜明砂平肝清肝、退翳明目；肝热生瘀、脉络受阻、血不养精而视物模糊、睛珠疼痛，用川芎活血行瘀止痛；蔓荆子散风止痛；山药健脾益气扶正；菊花平肝明目。

47. 平肝养血明目方

组成：当归身10克　白芍10克　茯苓10克　谷精草15克　夜明砂15克　石决明20克　蔓荆子10克　黄柏6克　枸杞子12克　甘草10克

功用：平肝退翳、养血明目。

主治：韦老医生常用本方治疗肝虚血少、血不养睛之双眼隐痛；或阴虚肝旺、视物昏暗至晚尤甚的维生素甲缺乏性夜盲症以及视网膜色素变性、早期白内障等。

方义：石决明、夜明砂（合称决明夜灵散），有平肝退翳益精明目之功，是本方主药；血不养睛而视物昏暗，睛珠疼痛，故用归身、白芍养血、活血、止痛而明目是辅助药；谷精草、枸杞子清肝益肾明目；蔓荆子祛头面之风邪而治眼球痛；茯苓，甘草补脾宁心和中；阴虚而生热，因热而化火，故以黄柏清热降火。本方对角膜炎、角膜溃疡愈后视力久不恢复者，亦有促进视力恢复、退翳明目作用。

48. 养阴平肝止痛方

组成：炙鳖甲（先煎）24克　炙龟甲（先煎）24克　石决明（先煎）24克　桑叶10克　野菊10克　沙苑蒺藜（盐水炒）10克　天麻3克　白芷5克　蝉蜕5克　川芎6克　制女贞10克

功用：清热养阴，平肝熄风，祛风止痛。

主治：韦老医生用本方治疗阴虚肝旺，兼挟风邪之头痛眼胀，如急性充血性青光眼、慢性单纯性青光眼急性发作（宽角型）。

方义：肝阴虚则阳亢，肝阳上亢则头痛眼痛，故用鳖甲、龟甲滋阴潜阳；以石决明平肝潜阳而止痛；桑叶、野菊平肝清热，散风止痛；天麻平肝熄风而止痛；川芎活血化瘀而止痛；韦老医生认为，古人有“肝虚不足者宜天麻、川芎以补之，更疗风热头痛”的记载；沙苑蒺藜、女贞子补益肝肾而明目；白芷祛风化湿而止痛。因此本方既有育阴潜阳、平肝熄风之力，又有祛风止痛之效，内外兼顾，标本兼施。

49. 平肝熄风止痛方

组成：石决明 24 克　菊花 10 克　桑叶 10 克　天麻 3 克　蝉蜕 3 克　茯苓 12 克　陈皮 5 克　谷精草 10 克　女贞子 10 克　生熟谷芽各 12 克

功用：平肝清热，熄风止痛。

主治：阴虚肝旺兼有风热之角膜炎、角膜溃疡、患者有头晕头痛等证候。

方义：石决明、菊花、桑叶平肝熄风而散头面风热，兼能退翳明目；天麻平肝熄风，为治阴虚肝旺眩晕之主药；蝉蜕、谷精草清肝明目，祛风消翳；陈皮、茯苓理气化痰、生熟谷芽调脾健胃；女贞子滋阴益肾明目。故本方对肝热头痛及虚风眩晕均有疗效。

50. 平肝熄风降压方

组成：生地 15 克　制首乌 15 克　女贞子 9 克　明天麻 5 克　钩藤 5 克　僵蚕 6 克　潼蒺藜 10 克　蔓荆子 10 克　冬虫夏草 6 克　决明子 12 克　川芎 5 克　神曲 12 克

功用：滋阴潜阳，熄风止痛。

主治：韦老医生常用本方治疗肝阳偏亢的头痛头晕和眼胀；或痰湿内困的头痛头晕，临床应用于阴虚肝旺的慢性单纯性青光眼。

方义：生地、潼蒺藜、嫩钩藤、明天麻滋阴平肝熄风，根据韦老医生的经验，对有高血压的青光眼患者效佳，上述四味是本方之主药；蔓荆子、川芎祛风止痛，活血行瘀；决明子清肝明目，都是辅助药；首乌、女贞子、冬虫夏草滋阴益肾明目，韦老医生认为冬虫夏草兼有化痰降压的作用；神曲行气消食，健脾开胃。

## 八、理血剂

“营行脉中，卫行脉外”。气血运行周养全身经络脏腑，四肢百骸，从而维持人体的正常生理功能。《灵枢·大惑论》说：“五脏六腑之精气皆上注于目，而为之精”。《素问·金匮真言论》说：“肝，开窍于目”。《素问·五脏生成篇》说：“肝受血而能视”。说明肝和眼有密切关系。脏腑功能失调，气机不畅可以影响到眼的正常功能，发生气滞血瘀。而“目为火户”，因外感风热而伤肝阴或高烧伤阴，阴虚火旺以及外伤等均可引起眼内气血的运行失调，因热而迫血妄行，因气滞引起血瘀等病理改变。

眼部症情因为血瘀者，每见赤紫肿硬，虬脉满布，血灌瞳仁，目昏暴盲等症。由于病因不一，治法各异，临证因热者当凉血止血，辅以活血散瘀；因阴虚火旺者当滋阴降火凉血止血为主，适加活血化瘀之品；因外伤而致气滞血瘀者当用疏肝理气活血化瘀。“失血以滋为养，以行为用，守为顺，溢为逆，善理血者，枯者滋之，瘀者行之，逆者顺之”这是单从血分而言，同时气血互依互存，善治血者必调其气，尤其在瘀阻之症更应配合行气之剂如瘀阻重时适加破气逐瘀或破瘀消积之品。

早期出血应审证求因不能单一凉血止血，血遇温则行，寒凉太过有留瘀之弊。

(一) 经验方

51. 眼底出血4方

组成：石决明24克　决明子10克　益母草10克　归尾10克　赤芍6克　滁菊5克　柴胡5克　五味子3克　天冬6克　山药10克　茯苓10克

功用：活血破瘀，平肝清热为主，佐以滋阴明目。

主治：肝火上逆，引起各种眼底出血，如视网膜青脉周围炎、血管炎、视网膜静脉血栓形成、高血压性眼底出血等。

方义：肝藏血、脾统血，肝阴不足、肝火上逆，故以石决明、白菊花、决明子平肝清热为主要药；柴胡疏肝理气；归尾、赤芍、益母草活血和营，破瘀生新，为辅助药；五味子、天冬滋阴生津明目；怀山药、茯苓健脾益气而扶正。

52. 瘀血灌睛方

组成：生地20克　焦栀子10克　归尾10克　赤芍10克　炒荆芥3克　龙胆草3克　黄芩5克　黄连3克　炙甘草3克　白芷5克　槐花10克

功用：清肝泻火，凉血止血，活血破瘀。

主治：肝胆火盛引起前房出血、高血压性眼底出血等。

方义：龙胆草泻肝火、黄芩泻上焦之火、川连泻心火、焦栀子泻三焦之火均为主要药；生地滋阴凉血止血；归尾、赤芍活血破瘀而生新为辅助药；槐花凉血止血，能减弱毛细血管脆性，韦老医生对高血压性眼底出血常用槐花；炒荆芥入血分，清血热；白芷祛风止痛；

甘草和中，调和诸药。

53. 泻火破瘀退赤方

组成：归尾9克　赤芍6克　桃仁3克　炒山栀5克　黄芩5克　木贼草9克　石决明24克　甘草3克　白菊6克　生地15克

功用：活血破瘀，滋阴降火，平肝退赤。

主治：翼状胬肉手术后、球结膜充血水肿尚有炎症者。

方义：桃仁、归尾、赤芍活血破瘀而退赤；生地、栀子凉血清热泻火消肿退赤；黄芩泻肺火；石决明、菊花、木贼草平肝退赤，祛风消翳；甘草和中。

54. 活血芩连汤

组成：生地15克　赤芍6克　丹皮5克　归尾6克　黄芩5克　黄连3克　木通5克　焦栀6克　甘草梢3克

功用：清热泻火，活血破瘀。

主治：肝胆火旺，抱轮红赤，赤丝虬脉，韦老医生常用本方治疗巩膜炎、角膜炎、角膜溃疡之睫状充血久而不退者。

方义：黄芩、黄连、焦山栀清热泻火；丹皮凉血化瘀、平肝；生地、赤芍、归尾活血破瘀；木通导热下行；甘草清热泻火。

55. 丹栀四物汤

组成：丹皮9克　炒栀子9克　生地15克　赤白芍各15克　当归9克　川芎6克

功用：凉血活血，清热降火。

主治：阴虚肝旺，迫血妄行之眼底出血早期。

方义：丹皮凉血散瘀；栀子清热降火；生地滋阴凉

血、止血；赤白芍、当归、川芎养血活血。

56. 滋阴降火汤

组成：生熟地各 25 克　白芍 10 克　当归 10 克　川芎 6 克　炒知柏各 10 克　麦冬 10 克　黄芩 6 克　柴胡 6 克　甘草梢 5 克

功用：滋阴降火，养血活血。

主治：阴虚火旺，血热妄行之眼底出血。

方义：炒知柏、生熟地、麦冬滋阴生津而降火；白芍、当归、川芎活血养血；黄芩、柴胡清肝疏肝；甘草稍清热泻火。

57. 滋阴降火四物汤

组成：炒知柏各 9 克　玄参 15 克　丹参 10 克　黄芩 9 克　生地 15 克　赤芍 10 克　全当归 9 克　川芎 6 克　淡竹叶 5 克　木通 5 克

功用：滋阴降火，活血散瘀，养血明目。

主治：阴虚火动，迫血妄行，脉络受阻，血瘀气滞之眼底出血兼有口干，小便赤涩。

方义：炒知柏、玄参、淡竹叶、木通滋阴降火而导热下行；丹参、赤芍、川芎活血散瘀，通脉络、解瘀滞；全当归养血活血而明目；生地滋阴凉血；黄芩清肝明目。

58. 活血祛风止痒方

组成：归尾 10 克　川芎 3 克　薄荷 3 克　甘草 3 克　生大黄 12 克　生地 12 克　羌活 3 克　焦栀 9 克　防风 5 克　龙胆草 6 克　地肤子 10 克

功用：祛风泻火，活血止痒。

主治：肝肺郁热，复感风邪，眵泪较多，痒涩难开，怕日羞明。韦老医生用于风热偏盛兼有湿热之春季卡他性结膜炎、沙眼性结膜炎。

方义：薄荷、羌活祛风清热；炒栀子、龙胆草泻火解毒；大黄泻热祛瘀；归尾、川芎、活血破瘀；生地滋阴凉血；甘草调和诸药；地肤子祛风利湿止痒。

### （二）常用方

59. 桃红四物汤　（《医宗金鉴》）

组成：桃仁 10 克　红花 10 克　生地 15 克　赤芍 10 克　当归 10 克　川芎 6 克

功用：活血破瘀为主。

主治：本方一般用于月经不调，血多有块，色紫稠黏。韦老医生用本方治疗视网膜中央静脉血栓形成（眼底出血偏陈旧者）、中央动脉阻塞（早期）、中心性出血型视网膜脉络膜病变（陈旧性出血尚未吸收者）。

方义：桃仁、红花活血破瘀，祛阏生新，为主药；生地凉血止血为辅助药；当归、赤芍、川芎养血、活血、行瘀以助药力。

60. 血府逐瘀汤　（《医林改错》）

组成：生地 10 克　赤芍 6 克　当归 10 克　川芎 5 克　桃仁 12 克　红花 10 克　牛膝 10 克　柴胡 3 克　桔梗 5 克　枳壳 6 克　甘草 3 克

功用：活血祛瘀，行气化滞。

主治：本方用于瘀血内阻，头痛眼胀。韦老医生常用于视网膜中央静脉血栓形成（晚期）、视网膜中央动脉阻塞（早期），其他原因所致眼底出血积久不化者。

方义：桃仁、红花、牛膝破血行瘀是主要药；川芎、赤芍活血养血而行瘀；柴胡、枳壳疏肝理气化滞都是辅助药；生地、当归滋阴养血以补不足，桔梗载药上行；甘草调和诸药。

61. 补阳还五汤（《医林改错》）

组成：黄芪15克　归尾6克　赤芍5克　川芎6克　桃仁6克　红花6克　地龙6克

功用：益气活血，祛瘀通络。

主治：因气虚血瘀而致半身不遂，口服歪斜，语言不利。韦老医生常用于儿童各种急性传染病和热病后邪正俱虚、眼肌和面神经麻痹、偏瘫、高血压性中风等。

方义：桃仁、红花、赤芍、川芎、地龙，活血破瘀通络都是主要药；“气为血帅”，气行则血行，重病后正衰气虚，用黄芪益气活血而扶其正是辅助药；归尾活血破瘀和营以助药力。上方系成人量，12岁以下儿童剂量酌减。

62. 坠血明目饮（《审视瑶函》）

组成：生地24克　知母3克　石决明20克　五味子3克　赤芍10克　川芎3克　归尾6克　牛膝6克　党参12克　山药10克　白蒺藜10克　防风3克　细辛3克

功用：滋阴平肝，活血破瘀，益气明目。

主治：韦老医生常用本方治疗视网膜静脉周围炎所致眼底反复出血，时发时愈，时轻时重者。其次为外伤性前房或眼底出血、视网膜中央静脉血栓等。

方义：生地、知母滋阴降火，凉血止血；石决明，白蒺藜平肝清热明目，都是本方之主药；赤芍、川芎、归尾、牛膝活血破瘀，导热下行是辅助药；党参、山药益气健脾而扶其正；五味子滋阴涩精，补虚明目；防风、细辛祛风止痛。

## 九、补气剂

气是生命活动的物质基础，也是生命活动的内部动力，有维持身体健康，抵抗病邪侵袭的作用。气的病变主要表现为脏腑机能活动的改变，凡脏腑功能减弱的可见气虚证。脏腑功能失调的可见气滞（郁）证。气虚与气滞有时也可互相兼见。补气剂的适应范围是气虚证，如气短、动则气喘、面色㿠白、目无精采、懒言少动、耳鸣等，脉虚大或沉细者。临床上眼科常见视物昏花、夜盲、内障、上睑下垂、眼睫无力、视力疲劳、头痛绵绵、黑睛翳陷，久而不能愈合者。

补气剂在临床使用中，常配伍芳香理气及行气之品，如陈皮、木香、砂仁有补而不滞之功，由于补气药性多偏湿，易化燥助火伤阴，故阴虚火旺者不宜应用。韦老医生常在补气剂中加补血养阴之品，防其化燥伤阴之弊，以利病机转化。

### （一）经验方

63. 加味定志汤

组成：石菖蒲 6 克　党参 3 克　远志 6 克　白茯神 10 克　枸杞子 10 克　五味子 9 克　菟丝子 9 克　石决明 24 克（先煎）

功用：益气养心，补益肝肾。

主治：心脾两虚，肝肾不足之近视眼。

方义：党参益气健脾；远志、茯神养心定志；菖蒲芳香开窍而明目；枸杞子、五味子、菟丝子补肾益精；

石决明平肝益精明目。

【附方】

定志丸　（《审视瑶函》）

石菖蒲、远志、人参、茯神、朱砂为衣。治能近怯远症（即近视眼）。主治同上。

**（二）常用方**

64. 四君子汤　（《局方》）

组成：人参（或党参）10克　白术10克　茯苓10克　炙甘草6克。

功用：益气健脾。

主治：食少便溏，面色萎黄，懒言少动，四肢无力，脉象细弱或沉细，舌质淡白或胖嫩，是脾虚气弱，中气不足的基本方。临床常加味应用。韦老医生常用脾虚气弱所致的眼睑浮肿，上睑下垂、视力疲劳、中心性视网膜脉络膜病变、视神经萎缩、视网膜色素变性等。

方义：人参（或党参）益气健脾；白术、茯苓健脾渗湿；甘草益气和中。

【附方】

（1）异功散(《小儿药证直诀》)：上方加陈皮。健脾益气，有补而不滞之功。主治同上。

（2）六君子汤(《外科发挥》)：即四君子汤加陈皮、半夏。有健脾化湿，和胃止吐之功。

（3）香砂六君子汤(《名医方论》)：即六君子汤加木香、砂仁。治疗脾胃虚弱，不思饮食，恶心呕吐，或胃寒作痛，食欲不振，泛酸胸闷。韦老医生常用此方治疗小儿温热病后，调护失宜，脾虚气弱之视神经炎、皮质盲、视神经萎缩。

65. 补中益气汤（《脾胃论》）

组成：人参（或党参）15克 炙黄芪15克 炒白术12克 陈皮5克 当归身10克 升麻5克 柴胡5克 炙甘草5克 生姜3片 大枣3枚

功用：益气升阳，调脾健胃。

主治：头痛恶寒，食不知味，懒言少气，四肢倦怠，动则气喘，脱肛，子宫下垂，胃下垂。韦老医生常用本方治疗上睑下垂、重症肌无力、病后眼睫无力、视力疲劳、视网膜色素变性；服用寒凉之药太过或久病正衰、中气不足、清阳下陷，角膜溃疡迟迟不能愈合；病后调护失宜脾虚气弱之视神经萎缩、视神经炎、皮质盲等。此外，韦老医生对眼部外伤、眼球内异物由于眼压太低不能手术者，用此方效佳；对于气虚不能摄血所致眼底出血患者，用本方收效。因气为血帅，气虚则脾失统摄，血不循经而溢络外，所以，补气可以止血，对于脾虚气弱之眼底病患者，韦老医生常用此方。



方义：柴胡、升麻升举清阳之气；黄芪、党参、白术、甘草补中益气升阳为本方之主药；当归补血；陈皮理气，补而不滞；姜枣温中和胃。在临床应用中，一般去姜枣。若脾虚胃寒大便溏薄者加煨姜，温中散寒。

66. 调中益气汤（《脾胃论》）

组成：黄芪15克 党参12克 陈皮3克 炙甘草5克 苍术12克 木香6克 升麻5克 柴胡5克 大枣3枚 生姜3片

功用：益气升阳，调和脾胃。

主治：脾虚湿滞、腹胀、肠鸣，中气不足，手足倦怠等证。韦老医生用于消化不良，吸收不好，病后脾虚泄泻之夜盲症、视网膜色素变性、视神经萎缩等。

方义：黄芪、党参、苍术、炙甘草益气健脾燥湿；升麻、柴胡、升发清阳都是本方之主药；陈皮、木香理气行滞、姜枣调和营卫，为本方之辅助药。

67. 益气聪明汤　（《东垣十书》）

组成：人参（或党参）15 克　黄芪 15 克　蔓荆子 10 克　黄柏 6 克　白芍 6 克　炙甘草 3 克　升麻 5 克　葛根 10 克

功用：益气升阳，聪耳明目。

主治：脾虚气弱、清阳下陷、清窍失养所致视物昏花、双耳失聪、头昏、耳鸣等证。韦老医生用本方治疗视网膜色素变性、视神经萎缩、视力疲劳。

方义：人参、黄芪、炙甘草益气健脾；葛根、升麻、蔓荆子升阳利窍，祛风止痛，均为本方之主药；白芍养血柔肝明目；黄柏滋阴清热。

68. 人参补胃汤　（《原机启微》）

组成：人参 9 克　黄芪 5 克　白芍 3 克　黄柏 3 克　蔓荆子 3 克　炙甘草 3 克

功用：益气养血，滋阴明目。

主治：脾虚气弱，肝血不足之视网膜色素变性；小儿麻疹腹泻后夜盲，常加夜明砂。

69. 助阳活血汤　（《原机启微》）

组成：黄芪 20 克　当归 12 克　炙甘草 5 克　升麻 3 克　柴胡 3 克　白芷 3 克　防风 6 克　蔓荆子 3 克

功用：益气升阳，祛风止痛。

主治：韦老医生常用本方治疗服用寒凉之药太过，清阳下陷，清窍失充而眼睫无力不愿睁眼、头痛角膜溃疡愈后和眼肌疲劳者。

方义：黄芪、当归、甘草益气和血；升麻、柴胡升举下陷之清阳均为主药；防风、白芷、蔓荆子祛风止疼。

70. 生脉散　（《内外伤辨惑论》）

组成：人参（或党参）10克　麦冬6克　五味子3克

功用：补气敛汗，生津止渴。

主治：暑天汗出过多，津液耗伤，肢体倦怠，气短懒言，口干作渴，眩晕少神，脉象虚细。韦老医生用于热伤津气，口渴自汗，气短倦怠的球后视神经炎、视神经萎缩、皮质盲、中心性视网膜炎、视网膜色素变性等。一般常与其他方剂合用，特别是温热病后，津伤气耗之儿童患者，尤为适用。

方义：人参补气生津；麦冬养阴清热生津；五味子有敛肺气滋肾阴，生津止汗的作用。

71. 升阳益胃汤　（《汤头歌诀》引李垣方）

组成：黄芪60克　人参30克　半夏30克　炙甘草5克　羌活6克　独活6克　防风6克　白芍15克　陈皮6克　白术9克　茯苓9克　泽泻9克　柴胡9克　黄连6克　加生姜3片　大枣2枚

功用：益气升阳，健脾和胃。

主治：脾胃虚弱、运化失职，腹胀便溏，外感风湿，肢体酸痛等证。韦老医生常用治疗邪正俱虚之角膜炎久而不愈或角膜溃疡时久不能愈合，头目隐痛，时轻时重者。

方义：黄芪、人参、白术、茯苓、甘草、半夏、陈皮六味，补气健脾，助阳益胃，为本方之主药；羌活、独活、防风发散风邪；白芍敛阴和营；柴胡提升清阳；泽泻渗湿泄热；黄连苦寒泄热；姜枣调和营卫。

72. 神效黄芪汤 （《审视瑶函》）

组成：蔓荆子3克 黄芪5克 党参9克 甘草3克 白芍3克 陈皮2克

功用：益气养血，祛风止痛。

主治：两目紧急缩小，怕日羞明，涩痛难睁或视物无力，睛痛昏花。韦老医生常用此方治疗眼肌麻痹所致上睑下垂、重症肌无力、视力疲劳、劳役过度兼感风邪之睛珠疼痛；温热病后眼神经麻痹等。在临床上黄芪剂量可逐渐增加。

方义：黄芪、党参益气升阳为本方之主药；白芍养血柔肝止痛，为本方之辅助药；蔓荆子祛头面之风而治睛珠痛；陈皮理气行滞；甘草调和诸药。

73. 参苓白术散 （《局方》）

组成：党参30克 茯苓30克 白术30克 炙甘草15克 山药30克 白扁豆24克 桔梗15克 薏苡仁15克 砂仁5克 莲子肉15克 （一方加陈皮） 共为细末。日服3次，每服10克。亦可作汤剂。

功用：益气健脾，和胃止泻。

主治：脾虚便溏或泻泄，消化不良，胸脘胀满，脉虚而缓等。韦老医生常用本方治疗脾虚便溏所致之角膜软化症、视神经萎缩等。

方义：本方以四君子汤益气健脾为基础，加山药、扁豆、莲子、大枣健脾以固泻；砂仁、陈皮理气和胃；薏苡仁健脾渗湿；桔梗祛痰止咳载药上行。

## 十、补血剂

补血剂适用于血虚证，气足则神旺，血盛则形强，心主血，肝藏血，脾统血。所以血虚往往影响这三脏功能的正常活动。血布于肺，根于肾，灌溉一身为七窍之灵，四肢之用。血虚者在全身方面出现面色苍白，头晕眼花，唇爪色淡，心悸失眠，月经不调或手足震颤（或发麻）等症状；"目为肝窍"、"肝受血而能视"，因此在眼部症状为视物昏花；视瞻昏渺；目珠干涩；甚则血不养睛而眼球酸痛或隐痛。常用方剂如四物汤、人参养荣汤、归脾汤、十全大补汤之类。但血的生成，来源于脾胃气化，所以补血法中常配党参、黄芪一类补气药，以益气生血。气为血之用，血为气之体，如血虚而导致气虚时，就需气血双补，甚至补气药重于补血药。但补血药质多黏腻，对脾虚气弱，食少便溏者，须配伍益气健脾或温阳益气药。以免影响脾胃的运化和转输。

**（一）经验方**

74. 补气养血方

组成：黄芪15克　白术10克　川芎9克　熟地15克　知母9克　川朴6克　赤芍9克　党参12克　全当归10克　陈皮9克　甘草3克　茯苓12克

功用：补气养血，滋阴和胃。

主治：本方用于气血不足，视神经萎缩的病人。对外伤后眼压偏低早期眼球萎缩者亦可试用。

方义：黄芪、白术、川芎、熟地、党参、赤芍、当归、茯苓、甘草大补气血；川朴、陈皮理气和胃化湿；知母滋阴清热。

**（二）常用方**

75. 四物汤　（《局方》）

组成：熟地12克　当归10克　白芍12克　川芎6克

功用：补血活血。

主治：一切营血虚滞，妇女月经不调，脐腹作痛和崩中漏下及产后等，证见面色无华，头昏无花，心悸失眠，舌淡脉细者。韦老医生常用于亡血过多，阴血不足及妇女月经不调所致各种眼病，作为基本方随证加减运用。

方义：四物汤是从金匮艾胶汤（本方加艾叶、阿胶、甘草）化裁而来。方中地黄滋阴补血；当归养血活血；芍药养血柔肝；川芎行血中之气而活血。本方作为补血之剂可重用熟地、白芍、当归身；作为活血之剂，可改用归尾、赤芍，重用川芎；作凉血之剂可重用生地。如有瘀血加用桃仁、红花之类；若兼气虚，可加党参、黄芪。气为血帅，血为气母，气行则血行，所以血瘀或血虚的病人，都选加补气药。

76. 知柏四物汤　（《银海精微》）

组成：四物汤加知母、黄柏。

功用：滋阴降火，养血活血。

主治：阴虚火旺之巩膜炎、视网膜静脉周围炎。（眼底出血者熟地改生地）。

方义：知母、黄柏滋阴降火；四物汤养血活血。如熟地改生地，兼有凉血止血之功。亦可炼蜜为丸，名坎离丸。再加玄参名“滋阴降火汤”。主治同上。

77. 当归养荣汤　（《原机启微》）

组成：熟地 15 克　白芍 10 克　当归 10 克　川芎 6 克　防风 6 克　羌活 6 克　白芷 6 克

功用：养血活血，祛风止痛。

主治：各种原因所致之眼珠疼痛及眉棱骨痛。韦老医生常用本方治疗用眼过度，久视伤血，血不养睛而眼珠疼痛者；或亡血过多而致眉棱骨及眼球疼痛者；对于屈光不正所致之视力疲劳和眼珠疼痛者亦有效；眼球外伤后（包括穿通伤及钝挫伤）之眼球痛服此方立效。

方义：目为肝窍，肝藏血，目受血而能视，本方四物汤有滋阴养血、活血止痛之效；白芷解利而有祛风止痛之效，都是本方主药；防风、羌活祛风止痛，为本方辅助药。韦老医生治疗一例产后月内连续看三部小说之女性患者，满月后眼珠疼痛难忍，眼压眼底均正常，证属竭视伤血，兼之产后血虚，血不养睛而疼痛，服本方7剂立效。另有一例宫外孕患者，2周后双眼疼痛，经医院检查前后节及眼压均正常，韦老医生投以本方，7剂痛消。对于外伤后风邪乘隙而入之眼珠痛，韦老医生常重用熟地，如有炎症熟地更生地，白芍易赤芍，用本方眼痛即消。

78. 四物补肝汤　（《审视瑶函》）

组成：熟地50克　白芍24克　当归24克　川芎24克　制香附24克　夏枯草24克　炙甘草1克

功用：养血活血，清肝理气。

主治：亡血过多所致眼目涩痛。

方义：熟地滋阴，阴血不足故用当归，白芍、川芎补血，活血明目，兼有止痛作用；制香附疏肝理气止痛；夏枯草清肝明目；甘草和中，调和诸药。韦老医生临床用于产后或亡血过多后眼目涩痛病人，尤以夜间痛甚者效佳。

79. 除风益损汤　（《原机启微》）

组成：熟地15克　白芍10克　当归10克　川芎6克　藁本9克　前胡9克　防风9克

功用：滋阴养血，祛风止痛。

主治：韦老医生常用此方治疗眼挫伤兼有头眼痛者；眼球穿通伤，待异物取出后再服此方；外伤后前房或眼底出血者，熟地改生地，白芍改赤芍，适加凉血止血之品；出血积久不化，可加破瘀消积之品（详见眼底出血篇）。

方义：熟地、当归、白芍、川芎养血活血；藁本、前胡防风祛风止痛。

80. 八珍汤　（《正体类要》）

组成：党参 10 克　白术 12 克　茯苓 12 克　炙甘草 5 克　当归 10 克　川芎 6 克　熟地 12 克　白芍 12 克

功用：益气补血。

主治：气血两虚，面色苍白，心悸失眠，头昏眼花，食少气短，体倦神疲，舌淡脉虚等证。韦老医生常以本方为基础，治疗气血两亏的球后视神经炎、视神经萎缩、中心性视网膜病变、视网膜色素变性等。

方义：本方为四物汤和四君子汤合方组成，具有气血双补之功。

【附方】

当归补血汤　（《内外伤辨惑论》）：黄芪 30 克，当归 6 克。补气生血。用于各种亡血过多所致的视力障碍和眼底病变。

81. 十全大补汤　（《局方》）

组成：党参 10 克　茯苓 12 克　白术 12 克　炙甘草 5 克　当归 10 克　熟地 12 克　白芍 12 克　川芎 6 克　黄芪 10 克　肉桂 1 克（另包冲服）

功用：温补气血。

主治：本方主治同八珍汤，偏于温补，有补火归原之功，阴虚火旺者不适用。韦老医生常用本方治疗气血双亏，偏于虚寒者之慢性眼底疾患。

方义：方中八珍汤合黄芪大补气血；肉桂温肾益火，有引火归原之效。

【附方】

（1）人参养荣汤 （《局方》）：即本方去川芎加五味子，远志、陈皮、姜枣煎服。温补气血，养心安神，理气和胃。主治同上。

（2）河间当归汤 （《审视瑶函》）：即本方去熟地加陈皮、细辛、干姜。益气养血，散寒祛风。韦老医生常用此方治疗气虚血少，见风流冷泪症。（原见风流冷泪经验方）。

82. 归脾汤 （《济生方》）

组成：白术9克　茯神9克　黄芪9克　龙眼肉9克　炒枣红9克　人参（或党参）9克　木香2克　炙甘草5克　当归9克　远志9克　大枣5枚　生姜3片

功用：养心健脾，益气补血。

主治：神劳过度，心脾两伤，证见心悸健忘，多梦失眠，神疲体倦，自汗或盗汗，食少气短，妇女月经不调，脾虚气弱者。韦老医生常用本方治疗心脾不足之球后视神经炎、视神经萎缩、中心性视网膜炎、视网膜色素变性、眼内出血等。

方义：党参、黄芪、白术、炙甘草益气健脾；茯神、远志、枣仁、龙眼肉、当归补养心脾，安神定志；木香理气行滞；姜枣调和营卫。

## 十一、温中剂

脾胃为后天生化之源，运化水谷，输布精华，内荣五脏六腑，外润四肢筋骨，分清降浊，上濡头目，下传糟粕。若脾胃阳虚有寒，常表现为呕吐，泄泻，腹痛、食欲不振、四肢倦怠，或则浊阴上逆呕吐涎沫，厥阴头痛。苔白滑，口不渴，脉沉迟是中虚有寒之依据。凡阴虚或有热均忌用。温中剂性多偏热，易化燥伤阴，临床用时当慎之。

**常用方**

83. 理中汤　（《伤寒论》）

组成：人参 3 克（或党参 9 克）　白术 9 克　干姜 5 克　炙甘草 6 克

功用：温中散寒，补气健脾。

主治：中焦虚寒，脾胃阳虚，脾运失健，呕吐腹泻，舌淡苔白，或舌质淡嫩，脉沉细者。韦老医生常用本方治疗脾胃虚寒所致之角膜软化症、视网膜色素变性、视神经萎缩等。可与补益肝肾之剂合用。

方义：干姜温中散寒；人参、甘草益气健脾；白术健脾燥湿。

【附方】

附子理中丸　（《证治准绳》）：即本方加附子炼蜜为丸，日服 2 次，每服一丸（即 10 克）。韦老医生常用于脾胃虚寒较重，四肢不温，泄泻频频，脉细无力眼病患者。

84. 吴茱萸汤　（《伤寒论》）

组成：吴茱萸 10 克　人参 3 克（或党参 12 克）

生姜3片　大枣5枚

功用：温中散寒，降逆止痛。

主治：干呕、口吐涎沫，胸满肢冷、头痛、脘痛、吞酸嘈杂，舌质淡白。韦老医生常用于脾胃虚寒头眼疼痛，呕吐涎沫之青光眼，可与其他方剂合用。

方义：吴茱萸温中散寒，下气止痛；人参、大枣补气益胃；生姜散寒止呕。故本方具有温中补虚，降逆止痛之功。

## 十二、滋补剂

"阳平阳秘，精神乃治"，人体阴阳平衡，才能维持正常的生理功能。从病因上分析，伤精、失血、亡液以及各种急性热病后，均可伤阴；此外久病正虚，过服温燥之药，或风热壅盛之外眼病，过服祛风药可以伤阴，因此在病理上由于阴液不足，精血不滋，清窍失养而头目眩晕，视谵昏渺；全身方面因为肝肾阴虚，证见头晕耳鸣，健忘失眠，腰腿酸痛，舌红少苔，脉细等；肾阴不足，火失所制，又可导致阴虚火旺，证见口眼干涩，虚烦不眠，潮热盗汗，腰酸梦遗，小便黄或大便秘，舌红少苔脉细等。治宜滋阴降火为主。补阴药性质黏腻，容易壅塞气机，影响脾胃运化，体质虚弱、脾虚气弱的病人，在滋阴的基础上，应选配砂仁、山药、茯苓、白术等行气健脾药。

### （一）经验方

85. 平肝镇惊安神方

组成：白菊、枸杞子各10克　远志6克　菖蒲10克　飞辰砂1克（另包分冲）　麦冬12克

功用：平肝清热，润肺清心，镇惊安神。

主治：心肺有热，脉络瘀滞或心火上炎之早期翼状胬肉。韦老医生常用此方控制翼状胬肉的发展；或手术后服用防止复发；小儿温热病后，双目青盲、夜寐不安者亦可服此方。剂量酌减。

方义：白菊、杞子平肝清热而明目；远志、菖蒲安神定心，芳香开窍；辰砂安神镇惊；麦冬润肺清心。上方因有辰砂最多服7剂。

86. 眼底出血2方

组成：生地15克　三七粉3克（另包分吞）　党参12克　白术10克　茺蔚子10克　玄参10克　车前子9克（包煎）　炒火麻仁10克　五味子6克　淡竹叶6克

功用：活血化瘀，凉血止血，滋阴降火。

主治：积血不化，久瘀生热化火，眼底出血未能控制者，韦老医生常用本方破瘀生新。

方义：三七、茺蔚子活血化瘀而达止血为主药；生地、玄参凉血止血而滋阴；党参益气扶正而摄血；火麻仁、淡竹叶清热降火；车前子泄热利尿。均为上病下治引热下行之药。

87. 眼底出血3方

组成：炒荆芥9克　三七粉3克（另包分吞）茺蔚子9克　珍珠母25克　生地15克　焦白术9克　玄参12克　薄荷5克　青葙子9克　党参12克　白蒺藜10克　火麻仁15克

功用：活血化瘀，滋阴益气，平肝明目。

主治：韦老医生常用本方治疗气虚血瘀，阴虚肝旺，眼底反复出血者。

方义：三七粉、茺蔚子活血行瘀而止血；生地滋阴凉血止血；党参、白术益气健脾而扶正，都是主药；珍珠母、白蒺藜、青葙子平肝、清肝明目，是辅助药；炒荆芥入血分，散血中之风助止血之功；薄荷散风解表，散头面风热；玄参、火麻仁生津润燥通便，使热邪不泻，从而腑气畅行、使百脉和顺，血逆可平。

88. 青盲方

组成：制首乌12克　蔓荆子9克　天麻5克　天麦冬各9克　桑叶6克　制女贞子9克　茺蔚子9克　龟板15克　山萸肉5克　滁菊6克　熟地24克　藁本5克　归身9克　荆芥5克　杜仲6克

功用：平肝熄风，滋补肝肾，祛风止痛。

主治：慢性单纯性青光眼、青光眼伴有高血压者、球后视神经炎，阴虚肝旺之其他眼底病，伴有头晕眼胀者。

方义：当归、首乌养血；熟地、龟甲、天麦冬滋阴；女贞子、山萸肉、杜仲补肝益肾；菊花、桑叶、天麻平肝熄风止痛；荆芥、藁本祛风止疼；茺蔚子、蔓荆子破瘀散风而消眼胀。

韦老医生经验遇有年高体弱者，若无头风可去天麻、藁本、荆芥。

89. 瞳仁散大方

熟地24克　丹皮6克　薄荷5克　山药9克　山萸肉6克　茯苓9克　白菊9克　泽泻9克　五味子9克　灵磁石（打，先煎）30克

功用：镇肝益肾，滋阴明目，活血去风。

主治：麻痹性瞳孔散大、外伤性瞳孔散大以及急性热病后双目青盲、肝风上扰之瞳孔散大。

方义：方以六味地黄汤加薄荷、菊花，重用熟地之

滋阴补肾"取其阴虚而神散，非熟地之守，不足以聚之"；薄荷清轻凉散上清风热，疏肝而不伤阴，下解郁滞而通玄府；菊花平肝祛风明目。

韦老医生遇有兼头痛眼痛则加羌活、防风；眉棱骨痛加蔓荆子、白芷；遇妇人月经不调可加香附、泽兰；痛经加艾叶、木香。常加五味子以收敛耗散之精气；用磁石以重镇安神、平肝明目，二者同用，有镇肝益肾滋阴缩瞳之效。

90. 养阴清热明目方

组成：熟地30克　生地15克　归身9克　熟川军9克　羌活6克　黄芩3克　木通3克　防风3克　玄参6克　木贼草6克　炙甘草3克　谷精草15克

功用：滋阴养血，清热祛风，平肝明目。

主治：针拨白内障手术后前房出血或玻璃体出血者。

方义：熟地滋阴血，填精髓，阴虚而火升者，非重用熟地，不足以降火，阴虚而刚者，以熟地之甘足以缓之，生地合玄参滋阴清热，凉血止血；川军破瘀泻火都是主药；木通、黄芩泻心肝之火，以助川军之力；针拨术后风邪乘隙而入，用羌活、防风散头面之风邪而止痛；木贼草、谷精草祛风清肝，退翳明目；当归身有养血补虚，润燥通便之功，用以扶正。

**(二) 常用方**

91. 补水（肾）宁神汤（《审视瑶函》）

组成：生熟地各20克　白芍10克　归身10克　麦冬12克　五味子5克　朱茯神12克　甘草3克

功用：养心滋阴，安神明目。

主治：韦老医生常用本方治疗早期老年性白内障、

玻璃体混浊。对阴虚不足，头晕眼花，心慌心悸，失眠多梦者更适宜。

方义：二地、归身、白芍养血滋阴；麦冬、五味子滋阴生津；茯神补心安神；炙甘草调和诸药。本方有控制早期老年性白内障发展之效。

92. 六味地黄汤（丸）（《小儿药证直诀》）

组成：熟地25克　山萸肉12克　山药12克　泽泻10克　茯苓10克　丹皮10克

主治：肾阴亏损，虚火上炎，腰腿酸软，齿牙不固，头晕目眩，耳鸣眼花，咽干舌燥，足跟疼痛，遗精尿频等症。韦老医生用本方治疗肝肾阴虚之中心性视网膜脉络膜病变、球后视神经炎、视神经萎缩、慢性单纯性青光眼等病变，兼有上述二症以上者。

方义：本方为钱仲阳从肾气丸减去附桂而成。方中熟地滋阴补肾；萸肉补肾涩精；山药健脾补肺兼能涩精；茯苓淡渗补心；泽泻宣泻肾浊；丹皮凉血活血则泻胆火。补中有泻，补而不滞，临床可随证加减，为治疗内眼病的基本方之一。

【附方】

（1）知柏地黄汤（或丸）（《医宗金鉴》）

组成：上方加知母、黄柏。

功用：滋阴降火，补益肝肾。

主治：韦老医生常用本方治疗阴虚火旺各种眼底疾病及眼底出血。

方义：知母、黄柏滋阴降火；其他同上。

（2）杞菊地黄汤（或丸）（《医级》）

组成：上方加枸杞子、菊花。

功用：滋补肝肾，明目。

主治：韦老医生常用于肝肾不足所致头晕眼花，视惑，口眼干涩等，如视神经萎缩、中心性视网膜病变、视网膜色素变性、早期老年性白内障、早期单纯性青光眼等。

方义：枸杞子、菊花平肝、清热明目，其他同上。

(3) 滋阴肾气丸（又名明目地黄丸）（《原机启微》）

组成：上方加柴胡、当归、五味子。

功用：滋补肝肾，明目。

主治：同上述疾病，对玻璃体混浊亦有一定疗效。

方义：六味地黄汤滋肝补肾明目；加柴胡疏肝理气；当归养血明目；五味子滋阴益肾涩精，以助药力。

93. 明目地黄汤（丸）（《局方》）

组成：生熟地各15克　防风9克　牛膝9克　杏仁12克　石斛12克　炒枳壳10克

功用：滋阴补肾，破瘀润燥，祛风止痛。

主治：上巩膜炎、慢性单纯性青光眼、球后视神经炎等。

方义：二地滋阴而补不足；牛膝、杏仁破瘀下气而润燥；防风祛风化痰而止痛；石斛养阴生津；枳壳宽中理气，破积导滞，以助药力，而泻余热。

94. 滋阴地黄汤（《东垣十书》）

组成：当归15克（酒炒）　生地45克　熟地15克　枳壳10克　天冬10克　柴胡9克　五味子9克　黄连6克　地骨皮6克　黄芩10克　党参10克　甘草10克

功用：滋阴清热，补气养血为主。

主治：阴虚火旺之视网膜静脉周围炎、色素膜炎、视神经炎等。

方义：生地滋阴清热而泻火；熟地滋阴益肾而明目；党参、甘草益气补中而扶正；当归养血活血而明目；天冬、地骨皮滋阴清热；柴胡、枳壳疏肝理气；五味子滋阴涩精而明目；黄芩、川连泻心肺之火。

95. 四物五子汤（《审视瑶函》）

组成：生地 12 克　当归 10 克　白芍 10 克　川芎 6 克　菟丝子 10 克　枸杞子 10 克　五味子 10 克　覆盆子 10 克　车前子 10 克

功用：养血滋阴，补益肝肾。

主治：韦老医生用本方治疗肝肾不足、气血两虚的视神经萎缩、视网膜色素变性、中心性视网膜脉络膜病变、黄斑部变性、高度近视等以及因血不养睛伴有睛珠疼痛、月经期视力模糊兼症者。

方义：本方以四物汤加朱丹溪之五子衍宗丸，二方结合组成四物五子汤。肝藏血，目受血而能视，故以四物汤养血滋肝；肾生精，神光的充沛有赖肾精的上承，精亏则血亏，而七窍不灵，用菟丝子、覆盆子补肝益肾而固精；枸杞子补肝肾之阴而明目；五味子滋阴涩精而明目；车前子清肝而明目。

96. 三仁五子汤（《审视瑶函》）

组成：薏苡仁 15 克　炒枣红 15 克　柏子仁 15 克　当归 10 克　熟地 15 克　五味子 10 克　菟丝子 10 克　覆盆子 10 克　车前子 10 克（包煎）　枸杞子 10 克　茯苓 10 克　肉苁蓉 10 克　沉香 1 克（另包分冲）

功用：养血安神，补益肝肾，滋阴明目。

主治：韦老医生用本方治疗视神经炎、视神经萎缩、中心性视网膜脉络膜病变、视网膜色素变性等。

方义：当归养血；熟地、枸杞子滋补肾阴；茯苓健脾宁心；肉苁蓉、覆盆子补肝肾而固精；五味子补肾敛阴；薏苡仁健脾利湿，安神补心；炒枣仁、柏子仁补心宁神；沉香降气纳肾，温中止痛，无脘腹痛者可去之。

97. 沙参饮 （《经验方》）

组成：沙参10克　苦杏仁9克　玉竹10克　川贝母6克　石斛10克　薏苡仁12克

功用：润肺止咳，生津养胃。

主治：肺阴不足，肺火亢盛，肺热燥咳，胃阴不足，咽干口燥之泡性结膜炎、角膜炎和束状角膜炎等。

方义：北沙参、玉竹、石斛养阴润肺，生津止渴，对温热病后阴亏津少，咽干口燥或肺胃阴虚燥热者适用，但不宜早用，有恋邪助湿之弊；杏仁宣肺润肠止咳平喘；川贝母润肺散结除热；苡仁健脾补肺，利湿消肿。

98. 酸枣仁汤 （《金匮要略》）



组成：茯苓10克　甘草3克　知母12克　川芎3克　酸枣仁15克

功用：养心安神，清热降火。

主治：营血不足，阴虚火旺，虚烦不寐，韦老医生用于阴虚火旺，而失眠的各种急慢性眼底病和慢性单纯性青光眼。

方义：酸枣仁补肝宁心安神而有收敛瞳神之功；川芎养血调肝；茯苓宁心安神；知母滋阴清热，补阴不足，泻其有余；甘草养胃和中，清热除烦。

## 十三、和解剂

和解剂是调和表里、寒热、虚实的方法，在“八法”中属于“和法”。本法原为治少阳病而设，后世又有发展，即凡具有调和作用；或适应症类似少阳病的，均归纳在和解剂的范围。根据和解剂的不同作用，可分为和解少阳，调和肝脾，调和肠胃，治疟等四类。

和解少阳法一般用于外感热病的少阳证，称为半表半里证，其既有“寒热往来”，邪未离于表的半表证，又有胸胁苦满，默默不欲食，心烦喜呕，口苦，咽干，目眩等邪气影响脏腑的半里证。对此，汗、吐、下法均属禁忌。治疗当以和解之法，既和里，又透邪。小柴胡汤是本法的代表方剂。

**常用方**

99. 小柴胡汤 （《伤寒论》）

组成：柴胡6克 黄芩6克 半夏6克 党参10克 炙甘草3克 生姜3片 大枣4枚（打）

功用：和解少阳，扶正祛邪。

主治：韦老医生用以治疗温热病后表邪未解，寒热往来或低烧不退者，全身兼有项强、四肢痉挛、神烦抽搐，不欲饮食之小儿青盲者，常用本方加全蝎、钩藤、僵蚕、木爪等。低烧久而不退者加常山，体虚阴伤者加青蒿、鳖甲。

方义：柴胡透达少阳之表邪，疏解气机的壅滞，黄芩清少阳之里热，二药配合，解除寒热往来，口苦咽干，为本方主药；生姜、半夏和胃降逆，主治心烦喜呕，并助柴胡疏解胸胁郁结苦满；党参、甘草扶正和中，使邪气不得入里；大枣配生姜不但能助半夏和胃止呕，更有调和营卫，协助柴胡解表的作用。前人称本方为“少阳输机之剂，和解表里之总方”。

100. 四逆散 （《伤寒论》）

组成：柴胡6克　炒枳实5克　白芍10克　炙甘草3克

用法：原为散剂，开水调服。今常作汤剂，水煎二次分服。

功用：解郁泄热，调和肝脾。

主治：热病期中，邪热内郁，以致手足厥逆；肝气郁结，胸胁脘腹疼痛或泄痢后重；妇女月经不调，胸胁引痛，腹中胀痛等症。韦老医生常用此方治疗四肢厥冷，肝脾不和之胸胁胀满或腹胀之眼病患者。

方义：柴胡不仅善于达阳于表，透邪外出，而且是疏肝解郁的要药，治胸胁胀满，兼调寒热；枳实行气消滞，泄热降浊，治胸脘痞塞，腹中胀痛，二者一升一降，疏和解结；芍药柔肝敛阴止痛；甘草和中益气，二者相配，调和肝脾，缓解疼痛。

## 十四、治疳剂

疳疾为婴幼儿常见疾病，乃年幼气血未充，脏腑娇嫩，饮食失节，饥饱失调所致。小儿疳眼症见双眼干涩羞明，频频瞬目，入暮视物不清，俗称“鸡盲”，伴有咬甲、揉鼻、神烦，继而白睛萎黄而无光泽，黑珠上有白膜。白珠呈同心圆样堆起白晕。早期表现为夜盲，晚期则面黄腹大，皮毛干枯，咽干声哑，泄泻频频，黑睛溃烂，已成危笃重候。疳疾初起多属实证，由积滞所成，宜消导化滞，调理脾胃为主；初起失治形成脾虚肝热，虚实挟杂之证，宜攻补兼施，泄热化积，益气健脾；久则脾虚溏泄，病情危重，以培补为主，极力抢救。若因虫疳攻目，则以杀虫为主，或在上述治法中加入杀虫药。

(一) 经验方

101. 雀目内障方

组成：谷精草 15 克　夜明砂 15 克

功用：清肝消积明目。

主治：小儿疳积所致夜盲（包括维生素甲缺乏症）。

方义：谷精草清肝退翳明目；夜明砂清热消积，益精明目。

【附注】

上方煎汁去渣、羊肝或猪肝 60 克，切片放入药汁内煮熟（不要过熟，防止不易消化、吸收），连药汁一起内服。治小儿麻疹腹泻及营养不良维生素甲缺乏之夜盲效佳。

102. 小儿疳积上目方

组成：石决明 10 克　夜明砂 10 克　谷精草 5 克　槟榔 3 克　神曲 3 克

功用：平肝明目，杀虫消积，健脾开胃。

主治：学龄前儿童瞬目揉鼻，目涩难睁，入暮不能见物，挑食，消化不良，症属内有虫疾，肠胃积滞。

方义：石决明、谷精草平肝清肝退翳明目；夜明砂、槟榔可破瘀消积，杀虫治疳；神曲有健脾消积开胃之效。

(二) 常用方

103. 猪肝散　（《银海精微》）

组成：海蛤粉、谷精草、夜明砂各 10 克。共研细末，用猪肝 60 克切片，将药末夹于中间，以线扎定，煮熟后将药汁和猪肝共食之。

功用：补肝养血，清热除疳，退翳明目。

主治：血虚肝热或小儿疳积所致的夜盲症、结角膜干燥症、角膜软化症之早期。

方义：本方又称退翳散。猪肝滋补肝血，以肝补肝之意，韦老医生用本方治肝虚血少之夜盲；海蛤粉清热消疳；夜明砂入肝经血分，有清热消积、消翳明目之功；谷精草清肝退翳明目。

## 十五、退翳剂

角膜易为外邪所侵或外伤所损。发病以后，非翳即膜。一般原发于黑睛者称翳，继发于白睛疾病而侵入黑睛者则称膜。有赤丝缠绕者名赤膜，无赤丝或有少许赤丝者称白膜。

翳有新旧之分，新翳为角膜有炎症性病变如角膜炎、角膜溃疡等或炎症初愈及溃疡刚愈合，尚有轻度刺激症状者。时久无炎症者称旧翳，又称宿翳或老翳，为角膜炎或角膜溃疡愈后遗留之瘢痕。



新翳多属风热偏盛，治以疏风清热为主，退翳明目为辅。风热已减，改用退翳明目为主，祛风清热为辅。退翳法中必须辨明证候，有祛风退翳，清肝退翳，活血退翳，疏肝退翳，平肝退翳，滋阴退翳等法。因翳自热生，病在黑睛，故祛风，清肝、平肝、疏肝、滋阴、活血等均有退翳作用。

退翳法中切忌过用寒凉之药，以免翳凝难散，影响退翳。

### （一）经验方

104．新老翳障方

组成：密蒙花6克　蝉衣5克　川芎5克　川楝子6克　白菊花5克　羌活5克　白蒺藜10克　当归身

10克　薄荷3克　瓜蒌仁12克　地骨皮10克　木贼草10克　生石决明20~25克　生地15克

功用：滋阴活血，平肝疏风，退翳明目。

主治：韦老医生常用本方治疗角膜炎或角膜溃疡初愈，羞明、流泪等刺激症状尚未完全消退者；或角膜炎和角膜溃疡后，角膜遗有薄翳、斑翳。

方义：当归、川芎养血活血；石决明、白蒺藜、密蒙花、木贼草平肝清肝，退翳明目，都是本方主药；生地滋阴明目；川楝子疏肝理气、退翳明目，为辅助药；蝉衣、菊花、薄荷疏风散热、退翳明目；羌活祛风止痛；地骨皮、瓜蒌仁清上焦积热而润燥通便。腑气通畅则气机转化，有利退翳明目。

105. 四物退翳汤

组成：生地15克　赤芍10克　归尾10克　川芎5克　木贼草10克　白蒺藜15克　密蒙花10克　谷精草10克　青葙子10克

功用：滋阴活血，退翳明目。

主治：角膜炎或角膜溃疡后，服用寒凉药和祛风药较多，阴血不足，黑睛属肝，故翳凝难退，白睛属肺，脉络瘀滞，致白睛赤脉未消。韦老医生常用本方治疗球结膜充血未消、角膜溃疡初愈之角膜薄翳和角膜斑翳。对球结膜充血已消之角膜翳亦适用。

方义：生地、白芍、归尾、川芎滋阴活血行瘀退赤；木贼草、白蒺藜、密蒙花、谷精草、青葙子、清肝、平肝、退翳明目。

## （二）常用方

106. 消翳汤　（《眼科纂要》）

组成：木贼草10克　密蒙花6克　当归尾10克

生地10克　蔓荆子5克　羌活9克　川芎6克　柴胡5克　防风9克　荆芥穗9克　甘草3克

功用：祛风清热，活血退赤，消翳明目。

组成：防风9克　荆芥穗9克　羌活9克　蔓荆子5克　生地10克　木贼草10克　密蒙花10克　当归尾10克　川芎6克　柴胡5克　甘草3克

功用：韦老医生常用于风热未尽之角膜翳，临床尚有泪多睛痛之症状者。

方义：防风、荆芥穗、羌活祛风止泪兼有清热消翳作用；蔓荆子散头面之风而治睛珠疼痛；生地滋阴扶正，防伤阴之弊；木贼草、密蒙花，清肝退翳明目；归尾、川芎活血行瘀退赤明目；柴胡疏肝理气，升发阳气，兼有退翳明目之效；甘草和中。

## 十六、宣窍剂

宣窍法具有清热解毒，清心开窍，熄风镇惊（或解痉）的作用，凡气味芳香，而以通关开窍，醒神为主的药物统称芳香开窍药。

各种温热病后，毒陷心包或痰热内闭，邪蒙心窍者，均可出现壮热，神志昏迷，惊风，甚至痉厥等现象。对秽浊闭窍，高烧神昏者亦可选用。本法治疗的窍闭是由温热病毒内陷而致，所以离不开清热解毒和芳香开窍、芳香逐秽等法，如犀角、玳瑁、黄连之类有清心、凉血解毒作用；清窍郁闭，非开不能透邪醒脑，所以又须与芳香开窍的麝香、冰片、安息香之类相结合；牛黄既能清热解毒，又有开窍豁痰和芳香逐秽，清心镇惊的作用，以上是本法的主要药。同时窍闭则心神不安，或狂躁不宁，所以朱砂、磁石、琥珀等是本法镇惊安神的常用辅助药。若素有痰浊，因热邪熏蒸，蒙蔽心窍者，需配伍清化热痰的胆星、天竺黄、贝母、珍珠之类；若热盛动风，则配以熄风镇痉的羚羊角、全蝎、白僵蚕、龙齿、钩藤之类。

窍闭神昏的病证，又有热闭和寒闭之分，因此，开窍剂也有凉开和温开两法。但不论凉开或温开，只适用于邪盛气实的闭证。如有口张目合，手撒遗尿，气微自汗等，则为“脱证”，虽有神志昏迷，也不可使用本法。

开窍剂的剂型都是丸、散成药，以便急救时立即应用。给药方法可用温开水化服或鼻饲，不宜加热煎服。

**常用成药**

107. 安宫牛黄丸（散）（《温病条辨》）

组成：牛黄、郁金、犀角、黄连、朱砂、炒栀子、雄黄、黄芩各30克　珍珠15克　冰片、麝香各8克

功用：清热解毒，开窍安神。

主治：热性病窍闭神昏、抽搐惊厥，身热烦躁，小儿急惊风等。韦老医生常用此药治疗急性热病后双眼青盲，全身尚有壮热神烦，夜卧不安，肢体强直，项强口噤的小儿患者。

用法：上药研极细末，炼蜜为丸，每丸3克，日服1至2次，每次1至2丸，散剂每次4~5克，小儿根据年龄酌减。

方义：热性病出现窍闭、神昏、惊厥，皆因热毒归心，内闭心窍所致。故用牛黄、犀角清营凉血而解毒；黄芩、黄连、山栀清热泻火解毒；麝香和郁金同用，能开窍醒脑；配朱砂、珍珠镇痉安神；雄黄辟秽

解毒。

【附方】

牛黄清心丸（《痘疹世医心法》）：牛黄1克　黄连15克　黄芩、生山栀各10克　郁金6克　朱砂5克　共研细末，炼蜜为丸，每丸重10克，每服1丸，日服一至二次，温水化服。

功用：清热解毒为主，开窍安神较弱，适用一般高热烦躁不安等症。

108. 至宝丹（《和剂局方》）

组成：乌犀屑、玳瑁屑、琥珀（研细）、朱砂（研细水飞）、雄黄（研细水飞）各13克　冰片、麝香（研）各10克　牛黄（研）15克　安息香45克（以酒搅澄净，另煎成膏；如无，以苏合香油代之）（金银箔各50张，现多不用）

制法：将乌犀、玳瑁研为细末，入余药研匀，将安息香膏重汤煮烊，入诸药中，和合成剂，如干，可加熟蜜少许，旋丸，每丸3克重，每服1丸，小儿减半，研碎温水调服。

功用：祛痰开窍，辟秽解毒。

主治：中暑、中风、温病、痰热内闭，神昏谵语，痰盛气粗，痉厥抽搐，小儿急惊等。韦老医生常用本药治疗温热病后，尚有壮热抽搐，肢体强直，双眼青盲者。

方义：犀角、牛黄、玳瑁清热解毒；朱砂、琥珀清脑热，安心神，止痉挛；麝香、冰片、安息香芳香开窍，辟秽化浊；雄黄劫痰解毒。

109. 紫雪丹（《局方》）

组成：生石膏、寒水石、滑石、磁石（均捣碎）

各1000克加水25倍煮至20倍时去渣。次入青木香、沉香（均打碎）各150克，玄参、升麻各300克 甘草250克 丁香（打碎）30克，以上6味入前药汁中，再煮至15倍水，去渣，然后再用芒硝（精炼者）3000克，硝石（即火硝）600克，入煎药汁中，微火煎煮，用木棍不断搅动，至水分蒸发后，投入盆，半日后，欲凝时，再入犀角粉、羚羊角粉各150克、麝香（研）40克、朱砂（水飞）100克，于前药中搅调均匀，放置两天，药成霜雪紫色，瓷瓶收贮。用法每服2～3克，小儿随症酌减。温水调服，每日1～2次。

功用：清热解毒，镇惊开窍。

主治：热邪内陷，高热烦躁，神昏谵语，尿赤便秘，甚则痉厥。韦老医生常用本药治疗小儿温热病后青盲兼尿赤便秘、壮热烦躁者。

方义：石膏、寒水石、滑石清泻实火；玄参、磁石滋肾益阴；甘草清热解毒；沉香、木香、丁香、麝香行气开窍；朱砂镇惊安神；芒硝、硝石泻热散结。

110. 紫金锭（又名玉枢丹）（《片玉心书》）

组成：山慈菇、五倍子各90克 麝香10克 雄黄、朱砂、续随子（千金子）霜各30克 红芽大戟45克

用法：各取净粉，除麝香外，先将朱砂、雄黄研透加入其余药粉和匀，研至极细，最后加入麝香研匀。用糯米面糊为锭。每锭重10克，每服1锭，重者2锭（小儿酌减），温水调服。

功用：辟秽化浊，清热解毒，活血消肿。

主治：感受外邪，食物中毒等引起恶心、呕吐、腹痛、泄泻。韦老医生常用此锭治疗温热病后，恶心腹痛

或邪热不退者。

方义：时邪外感与饮食不洁是本病的成因，方中山慈菇、雄黄、五倍子辟秽解毒；麝香通窍开闭；续随子、大戟峻泻，以排除秽恶痰浊，朱砂安神定惊。

## 【丸、散、膏、丹剂】

丸剂：将药物研细，水泛为丸或蜜和或以粉糊制成圆形粒状的叫丸剂。丸者缓也，适于慢性病长期服用，优点是携带和服用方便，亦可与汤药交替服用，藉以巩固疗效。一般分水丸、蜜丸两种。水丸（如梧桐子大），入胃后易于溶化；蜜丸入胃后慢慢溶化（有梧桐子大及10克一丸）。作用较汤剂慢，多用于久服缓治。缺点是药物有效成分未经提炼，连渣制成，服用力量效力不高（开窍剂除外）。一般不易变质，如保藏不好陈久过时，则易发霉失效，如发现这种情况，应改为汤剂或另制新鲜丸药。



散剂：将药物研成粉状细末，叫做散剂，分内服和外用两种。内服散剂可以温水调服，或入汤剂（包煎）冲服。作用和汤剂相似。缺点是服用不太方便，且较丸药更难保存。外用散剂是将药物研成极细粉末，舌黏无渣为度眼科常用点眼，因有冰片、牛黄等，所以只要不使受潮，贮藏瓷瓶，保存得法，不易变质。

膏剂：眼科常用，将药粉研极细和凡士林、凤凰油（即鸡蛋油）、芝麻油以及其他药膏调匀外用。

丹剂：经过提炼或精制的丸散，叫做丹剂。丹剂有散、丸、块（锭）等各种不同形状，可以内服或外用。

### （一）经验方

111. 犀角地黄丸

组成：犀角（锉末）、川芎各100克　当归、熟地、白菊、怀山药、远志、白蒺藜、白芍、茺蔚子、菟丝子、决明子、密蒙花各120克　石菖蒲　黄柏　青葙子　巴戟天　蝉衣　知母各60克　石决明、女贞子各240克　枸杞子200克　五味子　肉苁蓉　青盐各30克

上药共研细末，蜜丸，重10克，辰砂为衣，成人日服二次，每服一丸，小儿酌减。

功用：滋阴补肾，平肝祛风，清心凉血。

主治：肝肾阴虚，肝热偏重的各种眼底病。韦老医生常用本丸治疗阴虚肝旺的眼底出血、慢性单纯性青光眼、早期白内障、中心性浆液性视网膜脉络膜病变、视神经炎、视神经萎缩等。

方义：犀角清心凉血兼有止血作用；白蒺藜、白菊、密蒙花、蝉衣平肝明目，祛风止痛；决明子、青葙子清肝明目；熟地、菟丝子、巴戟天、肉苁蓉、五味子、女贞子、枸杞子滋阴补肾明目；当归、白芍、川芎、茺蔚子养血活血破瘀明目；石菖蒲、远志芳香开窍，聪耳明目；山药健脾益气；知母、黄柏滋阴清热而降火；青盐引药入肾。本丸为眼科临床常用药，疗效好，服用方便。

112. 明目还睛丸

组成：生熟各500克　枳壳　石斛　防风　杏仁　牛膝　川芎　夜明砂　青葙子　女贞子各250克　石决明　白茯苓各300克

上药共研细末，炼蜜为丸，每丸10克，辰砂为衣，日服2次，每服一丸。或水泛为丸，如梧桐子大，每袋18克，日服3次，每服6克。

功用：滋阴益肾，理气宽中，平肝明目。

主治：阴虚不足，肝阳偏亢，视物昏蒙，头痛，烦渴，便燥，胸腹胀满。韦老医生常用本药治疗慢性虹膜睫状体炎、色素膜炎、外伤性白内障、慢性单纯性青光眼以及伤阴、烦渴之玻璃体出血和其它眼底病。

方义：熟地、女贞子滋阴补肾；枳壳、茯苓健脾理气、宽中化滞；石斛、生地滋阴清热而生津；石决明、青葙子、夜明砂有平肝清肝明目之功；杏仁有润燥下气之效；防风温而不燥，祛散风邪；川芎活血行气和牛膝同用，有逐瘀血，通经脉引热下行，消肿止痛之力。为眼科临床常用药，服用方便。

113. 内障蕤仁丸

组成：蕤仁（去壳）120 克　海螵蛸 40 克　广木香 15 克　石决明 240 克　川连 60 克　玄精石 60 克

上药共研细末，每料用羊肝一具（连胆），用竹刀刮去筋膜切片，用新瓦焙干，研作糊，梧桐子大，合并前药为丸，每日早晚各服 6 克，淡盐汤送服。

功用：平肝清热，滋阴泻火，退翳明目。

主治：素有痰火，肝热偏盛之早期老年性白内障或外伤性白内障等。韦老医生常用此丸治疗痰火偏盛或肝热偏盛之白内障患者。

方义：石决明、蕤仁平肝清肝、退翳明目；川连、射干泻火解毒而消痰；海螵蛸消翳明目；广木香行气宽中而无寒滞之弊；玄精石泻热滋阴而治头风。

114. 内外障丸

组成：熟地 240 克　归身 180 克　川连 60 克　柴胡 60 克　菊花 240 克　枸杞子 180 克　生地 450 克　桑叶 300 克　石决明 300 克　青葙子 300 克　决明子

300克　五味子150克　炒枳壳150克　女贞子300克　川芎300克　白芷300克　蝉衣180克　凤凰衣300克

上药共研细末，水泛为丸，日服2次，每服9克。

功用：滋阴降火，平肝补肾，清肝退翳。

主治：韦老医生用于肝肾阴虚之内外障，临证用于角膜变性、角膜薄翳，角膜斑翳、早期白内障。

方义：熟地、五味子、女贞子、枸杞子滋肝益肾；归身、川芎养血活血；生地、川连滋阴降火；青葙子、菊花、决明子清肝退翳明目；石决明平肝退翳明目；白芷、桑叶、蝉衣祛风清热，消翳；柴胡、枳壳疏肝理气；凤凰衣能退新老翳障而明目。

115. 镇肝明目羊肝丸

组成：柏子仁150克　羌活150克　五味子150克　白菊150克　白术150克　细辛150克　黄连200克　肉桂150克　石决明300克　夜明砂240克　公羊肝半个，用竹刀去其筋膜放瓦上文火焙干，连同上药共研细末，和匀水泛为丸，如桐子大，日服2次，每服25丸。

功用：平肝明目，祛风清热为主，辅以温中散寒。

主治：肝有郁热，兼挟风寒之视网膜色素变性、维生素甲缺乏所致夜盲症。

方义：羌活、菊花、细辛祛风清热；石决明、川连平肝泻火；柏子仁养心补脾；五味子入肾敛阴；夜明砂清肝破瘀明目；肉桂温中益火，散寒止痛，归肝肾二经，守而不走入血分，能引火归原，配川连以寒温互用，防伤伐太过，标本兼顾则有利病机转化。

### （二）常用成药

116. 石斛夜光丸　（《原机启微》）

组成：天门冬（玄心）　人参　茯苓各60克　五

味子15克　甘菊花21克　麦门冬　熟地各30克　菟丝子（酒浸）　怀山药　枸杞子各25克　牛膝　杏仁（去皮尖）各23克　生地30克　白蒺藜　石斛　肉苁蓉　川芎　甘草　炒枳壳　青葙子　防风　黄连各15克　草决明24克　乌犀（锉细末）羚羊角（锉细末）各15克

上药共研细末，炼蜜为丸，重9克，蜡封，日服2次，每服一丸。或炼蜜为丸桐子大，每服35丸，温酒或淡盐汤送服。

功用：清心凉血，滋补肝肾。

主治：肝肾不足之白内障、瞳神散大、复视、慢性单纯性青光眼和各种眼底疾患。

方义：二冬、二地、五味子、菟丝子、枸杞子、石斛、淡苁蓉、牛膝滋阴填精，滋补肝肾；人参、茯苓、怀山药、甘草益气健脾、宁心安神；菊花、杏仁、白蒺藜、青葙子、决明子、防风清肝祛风，退翳明目；犀角、羚羊、黄连清心、凉血，平肝泻火；炒枳壳宽中理气消积；川芎活血明目。

117. 桑麻丸（《医方集解》引胡曾方）

组成：桑叶500克　黑芝麻150克　白蜜500克。将芝麻捣碎熬浓汗和蜜炼至滴水珠入桑叶末为丸，日服2次，每服10克，早晚分服。

功用：滋补肝肾，散风明目。

主治：韦老医生常用本药或方剂中加桑叶、黑芝麻，治疗肝肾阴虚之中心性视网膜炎、色素膜炎、玻璃体混浊、早期白内障，视神经萎缩等。

方义：桑叶散风明目，黑芝麻滋肝补肾。

118. 磁朱丸（《千金方》《局方》）

组成：磁石60克　朱砂30克　神曲220克　共为细末，以神曲打糊为丸（或炼蜜为丸）桐子大，日服3次，每服3克

功用：平肝潜阳明目。

主治：眼科用于初起白内障、青光眼、玻璃体混浊，瞳孔散大属于阴虚肝旺者。脾虚气弱者慎用或少用。

119. 黄连羊肝丸（《药典》）

组成：黄连60克　石决明　密蒙花　青皮各120克　黄柏60克　决明子　柴胡　木贼　胡黄连　黄芩　夜明砂　茺蔚子各120克　龙胆草60克　鲜羊肝50克（切碎蒸熟烘干）　共为细末，炼蜜为丸，重10克。日服2次，每服一丸。

功用：清肝泻火，破瘀益精，养血明目。

主治：本方适用于心肝火盛，肝血不足之视网膜色素变性、球后视神经炎、视神经萎缩等。

方义：龙胆草、黄芩、黄连、黄柏清热泻火；决明子、密蒙花、木贼草清肝退翳明目；茺蔚子破瘀益精明目；柴胡、青皮疏肝理气；石决明、夜明砂、羊肝合称决明夜灵散，有平肝清热、养血明目之效。

120. 拨云退翳散（丸）（《银海精微》）

组成：楮实子　菊花　蝉蜕　密蒙花　蛇蜕　木贼草　薄荷　蔓荆子　荆芥穗　白芷　防风　黄连　甘草各15克　川芎45克　天花粉（生用）9克　上药共研细末，炼蜜为丸，重6克，日服3次，每服一丸。

功用：疏风清热，退翳明目。

主治：韦老医生用于角膜溃疡初愈之角膜斑翳、角膜白斑、角膜薄翳，亦可治疗角膜炎症尚未消退伴有羞

明涩痛者。本药对时间较久之斑翳有一定的疗效。

方义：防风、荆芥穗、薄荷、蔓荆子、白芷祛风散热止痛；蛇蜕、木贼草、菊花、密蒙花、蝉蜕、楮实子平肝退翳明目；川芎活血行瘀而止痛，兼有明目之效；黄连清心热而泻火；天花粉养阴生津而润燥；甘草调和诸药。

121. 肾气丸 （《金匮要略》）

组成：附子30克　肉桂30克　干地黄240克　怀山药120克　山萸肉120克　泽泻90克　茯苓90克　丹皮90克　共研细末，蜜丸，重10克，日服2次，每服一丸。

功用：温补肾阳。

主治：肾阳不足，命门火衰。韦老医生常用于治疗脾肾阳虚之视神经萎缩、视网膜色素变性、黄斑部变性、高度近视等。

方义：肾阳不足则下元不温，肾阴不得蒸化，用附子、肉桂温阳补火，引火归原，兼逐寒湿；配六味地黄滋补肾阴，使阳有所附，阴得温化，二者协调，肾气充沛，诸症悉消。

122. 还少丹 （《洪氏集验方》）

组成：熟地　山萸肉　杜仲　牛膝　肉苁蓉　楮实子　巴戟天　枸杞子　石菖蒲　远志各10克　小茴香5克　五味子3克　茯苓10克　大枣3枚　研末、蜜丸，重6克，日服三次，每服一丸。

功用：温补脾肾，芳香开窍，清肝明目。

主治：肝肾不足或脾肾阳虚之视神经萎缩；视网膜色素变性。

方义：肉苁蓉、巴戟天、小茴香、楮实子温补肾阳；熟地、枸杞子滋阴清肝明目；远志、菖蒲交通心肾，开窍明目；山萸肉、五味子固肾涩精而明目；杜仲，牛膝补肝肾，壮筋骨；山药、茯苓、红枣健脾和中。

123. 防风通圣散（丸）（《宣明论》）

组成：防风　荆芥　连翘　麻黄　薄荷　川芎　当归　炒白芍　白术　黑山栀　大黄（酒蒸）芒硝各15克　石膏　黄芩　桔梗各30克　甘草60克　滑石90克　共研细末，水泛为丸（如梧桐子大），日服3次，每服6克。

功用：疏风清热，泻火利湿，表里双解。

主治：风热壅盛，头痛目昏，目赤睛痛，口苦口干，便秘尿赤等。韦老医生用于表里俱实之青光眼、巩膜炎、急性卡他性结膜炎、角膜炎、角膜溃疡等。

方义：本方是表里双解的复方，多用于外感风邪，内有蕴热，表里俱实，风热壅盛的实热症。防风、麻黄、荆芥、薄荷疏风解表，使风邪从汗而解，祛风止痛；大黄、芒硝荡热于下；配山栀、滑石泻火利湿，使里热从二便而解；以桔梗、石膏、黄芩、连翘清解肺胃之热，上下分消，表里同治；当归、川芎、白芍养血柔肝而止痛；白术、甘草健脾和中。可使攻邪而不伤正，从而解表通里，标本兼顾。

## 外　用　药

### 【散剂（药粉）】

散剂一般称药粉或药面，由一味药或复方组成。经过碾研成末，点眼用需研极细，舌黏后无渣为度。用新毛笔或玻璃棒将药粉直接点于眼内眦部，通过泪液饱和，溶化，渗透而起治疗的作用。散剂保存时间长，不易变质。

**经验方**

124. 犀黄散

组成：西月石粉60克（将生月石粉研细，砂锅内微炒至松为度，用纸包裹，放在土上去火气，10天即成） 冰片10克 麝香1克 犀牛黄1克

制法：先用西月石15克，冰片10克，麝香、犀黄各1克，和匀共研约二小时，然后加入西月石45克同研细，开声，舌黏无渣为度。瓷瓶收贮备用。

用法：每日点眼2次，早晚分点，每次点半粒芝麻大为度。点于内眦部，点后闭眼5~10分钟。

功用：清热镇痛，退赤消肿，退翳明目。

主治：砂眼、急性或慢性结膜炎、巩膜炎、角膜炎、角膜溃疡等。

125. 珠黄散

组成：飞濂珠粉2克 犀黄1克 麝香1克 冰片5克 西月石60克

制法、用法：同上。

功用：退赤消翳，镇痛明目。

主治：角膜炎、角膜薄翳、角膜斑翳。

126. 明目清凉散

组成：西月石60克 冰片6克 麝香0.5克

制法、用法同上。

功用：退赤消肿明目。

主治：慢性结膜炎、急性结膜炎、泡性角结膜炎。

127. 荸荠退翳散

组成：荸荠粉 50 克　西月石 15 克　冰片 5 克　麝香 0.5 克

制法：先将西月石粉 15 克及冰片、麝香和匀共研二小时，再加入荸荠粉 50 克，同研极细，无声、舌黏无渣为度。放贮瓷瓶备用。

用法：每日 2 次，早晚分点，每次二分之一芝麻大。点后闭眼 5～10 分钟。

功用：退翳明目。

主治：角膜翳。

（荸荠粉制法：先去荸荠外皮，捣碎砸烂用细纱布过滤去渣存汁，24 小时后澄清将浮面清水倒净，取沉淀极细之粉晒干备用。）

128. 朱砂拨云散

组成：飞辰砂 1 克　冰片 4.5 克　麝香 0.5 克　西月石 45 克

制法：先将飞辰砂、冰片、麝香和匀，加月石粉 15 克，共研 2 小时，再放月石粉 30 克，同研极细，舌黏无渣为度。

用法：点眼一日 2 次，早晚分点，点后闭眼 5 分钟。

功用：退翳明目。

主治：各种角膜炎、角膜溃疡后角膜翳。

129. 止泪散

组成：西月石 30 克　麝香 0.5 克　制炉甘石粉 15 克　净乌贼骨粉 15 克　冰片 5 克

制法：乌贼骨炒黄研细，过细筛去壳渣、净粉，制炉甘石粉 15 克，再加冰片、麝香先研二个小时，后加西月石粉 30 克，共研极细，备用。

用法：点眼一日2~3次。

功用：因砂眼、慢性结膜炎、泪腺分泌过多等流泪或迎风流泪，点此药可止泪。

## 【膏剂】

膏剂相当软膏，是眼科常用的一种剂型，用单味药或多味中药粉和基质组成。基质一般多用蜂蜡、麻油、蛋黄油、凡士林等调制而成，直接点眼或涂布睑缘，易于渗透，效果较好，保持药效时间较长。

**经验方**

130. 凤凰油膏

组成：煅炉甘石30克　西月石15克　冰片3克　凤凰油（即蛋黄油）适量

制成：先将西月石、冰片研细，然后加炉甘石粉和匀共研极细，最后以蛋黄油调匀成糊状备用。

用法：点涂睑缘一日2次。

功用：退赤消肿、止痒。

主治：各种睑缘炎。

131. 麻蜂膏

组成：乌贼骨30克　制炉甘石30克　共研细，用细筛去壳和渣，再研极细，用麻油和蜂蜡适量，调成膏状，涂布患处，一日2次。

功用：收湿止痒，退赤消肿。

主治：各种睑缘炎，尤以湿疹性睑缘炎为佳。

132. 蚕砂膏

组成：晚蚕砂15克　置瓦上文火焙焦研细，香油（即麻油）调成糊状，涂患外1日3次。

功用：润燥软坚，消肿止痒。

主治：睑缘炎，尤以鳞屑性睑缘炎为佳。

133. 炉蜂膏

组成：炉甘石 30 克　西月石 15 克　冰片 3 克　和匀研极细，加蜂蜜适量，调成膏状，点内外眼眦，亦可点眼内。每晚一次。

功用：收湿止痒，退赤止泪。

主治：眦角性睑缘炎，因慢性泪囊炎经常流泪所致湿疹性睑缘炎。

134. 犀黄膏

组成：犀黄散眼药粉等量，1% 黄降汞软膏适量。

制法：上药调匀成膏状，点涂睑缘一日 2 次。

功用：退赤消肿，镇痛止痒。

主治：溃疡性睑缘炎。

## 【洗剂】

### 经验方

135. 桑明液洗剂

组成：霜桑叶 10 克　元明粉 5 克　煮沸 5 分钟后，去渣，澄清过滤，取汁备用，洗眼一日二次。

功用：消炎止痒。

主治：韦老医生常用于砂眼、滤泡性结膜炎所致的眼痒及分泌物较多者。亦可用于春季卡他性结膜炎所致之眼痒。

68